孙重三流派
小儿推拿图谱

主编　姚　笑　张素芳　周奕琼

全国百佳图书出版单位
中国中医药出版社
·北 京·

图书在版编目（CIP）数据

孙重三流派小儿推拿图谱 / 姚笑，张素芳，周奕琼
主编 . —北京：中国中医药出版社，2022.10
ISBN 978-7-5132-7710-5

Ⅰ . ①孙…　Ⅱ . ①姚… ②张… ③周…　Ⅲ . ①小儿
疾病—推拿—中医流派—图谱　Ⅳ . ① R244.15-64

中国版本图书馆 CIP 数据核字（2022）第 133046 号

中国中医药出版社出版

北京经济技术开发区科创十三街 31 号院二区 8 号楼
邮政编码　100176
传真　010-64405721
山东临沂新华印刷物流集团有限责任公司印刷
各地新华书店经销

开本 787×1092　1/16　印张 10.5　字数 126 千字
2022 年 10 月第 1 版　2022 年 10 月第 1 次印刷
书号　ISBN 978-7-5132-7710-5

定价　68.00 元
网址　www.cptcm.com

服 务 热 线　010-64405510
购 书 热 线　010-89535836
维 权 打 假　010-64405753

微信服务号　zgzyycbs
微商城网址　https://kdt.im/LIdUGr
官 方 微 博　http://e.weibo.com/cptcm
天猫旗舰店网址　https://zgzyycbs.tmall.com

如有印装质量问题请与本社出版部联系（010-64405510）

《孙重三流派小儿推拿图谱》
编 委 会

主　编　姚　笑　张素芳　周奕琼

副主编　刘晓峰　邢晓君　李文靖　李媛媛

编　委　张　璇　蔡慧玲　丁英霞　李倩楠

　　　　逄　丽　周　莹　孟英英

本书由山东中医药大学附属医院资助出版

前　言

《"健康中国 2030"规划纲要》指出，要大力发展中医非药物疗法，使其在常见病、多发病和慢性病防治中发挥独特作用；要全面系统继承历代各家学术理论、流派及学说，不断弘扬当代名老中医药专家学术思想和临床诊疗经验，挖掘民间诊疗技术和方药，推进中医药文化传承与发展。

小儿推拿作为非药物绿色健康疗法，在儿童疾病治疗及养生保健治未病服务中发挥了重要作用，是中医药发展史上璀璨夺目的篇章。

1959 年 12 月，孙重三先生编写了《儿科推拿疗法简编》一书，受到广大读者的欢迎，又于 1960 年、1978 年两次修订重印。2014 年 5 月，孙重三先生的弟子张素芳教授为总结及传承孙老的学术思想、技术方法和临床经验，出版了《孙重三小儿推拿》一书。2020 年 9 月，张素芳教授与其弟子们又编写出版了《孙重三流派小儿推拿精华》。历次出版实现了对孙重三流派学术渊源的梳理发掘、学术理论体系的丰富发展、特色技术的总结推广，对扩大孙重三流派小儿推拿在全国的影响力，引领小儿推拿的学术主流具有积极意义。孙重三流派作为国内小儿推拿七大流派重要的一员，经过几代人的传承，逐步建立起系统、完善的学术思想与临床诊疗体系。2021 年 4 月中医诊疗法（山东孙重三小儿推拿流派）入选山东省省级非物质文化遗产名录。

为推动中医药事业的传承发展，规范化培养小儿推拿后备人才，全面直观展示孙重三流派小儿推拿手法及穴位操作，为小儿推拿医师、儿科医师、康复科医师、小儿推拿从业者等人员的临床工作提供参考，也为儿童家长进行家庭保健提供专业性指导，孙重三流派传承人特组织专家编写本书。

本书重点介绍孙重三流派小儿推拿单式手法、复式手法及常用穴位，理论与临床实践相结合，并配有高清手法操作及穴位图片，完整展现孙重三流派小儿推拿特色。其中，在阐述手法时，对手法定义、流派特点、操作、功效、主治等内容均有详细介绍。在"孙重三流派小儿推拿常用穴位"一章中，分头面颈项部、胸腹部、腰背部、上肢部、下肢部，从部位、操作、功效、主治、临床应用等方面对每一穴位都做了系统详细讲解。此外，本书对孙重三流派小儿推拿传承发展概况做了简要介绍，并对孙重三流派儿科常见病推拿处方加以增删整理，使之更适应现代儿科临床需要。

在编写过程中，本书作者们倾注了大量的心血，力求科学性、完整性、创新性，但疏漏、欠妥之处在所难免，恳请广大读者提出宝贵意见和建议，以便今后进一步修改提高。本书的出版，得到了山东中医药大学附属医院的支持和大力资助，更离不开中国中医药出版社相关领导及编辑的悉心帮助，在此表示衷心的感谢。

编者

2022 年 7 月

目 录

第五章　孙重三流派常见病推拿处方⋯⋯⋯⋯⋯⋯⋯⋯ 140

第一章
孙重三流派小儿推拿简介

    小儿推拿，是医者在患儿身体表面一定部位上运用推、拿、按、摩、揉、捏、点、拍等手法，通过经络"行气血、通阴阳"，以疏通经络气血，调整脏腑阴阳，扶正祛邪，最终达到治愈儿科疾病的目的。这种疗法经济简便、疗效显著，历经数千年的发展，不断推陈出新，形成独特的诊疗体系，在儿科疾病的治疗中显示出独特的优势。

    由于地域文化、气候环境、学术渊源、传承关系的不同，小儿推拿在其发展过程中形成多个独具特色的流派。孙重三流派起源于胶东，兴盛于济南，经过几代人的传承，逐渐建立起完善的学术思想和诊疗体系，培养出众多行业优秀人才，在争奇斗艳的各流派中脱颖而出，为小儿推拿及国家中医药事业发展做出了突出贡献。

一、孙重三流派小儿推拿学术渊源与发展

    孙重三先生（1902—1978），荣成市（原荣成县）埠柳公社不夜村人。20岁时拜本县老中医林椒圃为师，由此步入杏林。1957年进入山东省中医进修学校深造，1958年任山东省中医进修学校教员。1959年调入山东中医学院（现山东中医药大学）任儿科教研室主任，1972年晋升为山东中医学院推拿教研室讲师兼推拿科主任。孙重三先生任职

期间为各学年学生讲授小儿推拿全部课程，并兼附院推拿科临床医疗及带教工作，培养了一大批优秀的本科生、大专生及进修生等，包括毕永升、张素芳、程本增等名老中医药专家。

1959 年 12 月，孙重三先生以林椒圃老先生的推拿手法为基础，参研《小儿推拿广意》《幼科推拿秘书》《厘正按摩要术》等专著，结合自己多年教学和临床经验完成编写《儿科推拿疗法简编》一书。署以山东省中医进修学校推拿教研组编，后曾多次印刷，受到广大读者的欢迎。1960 年，《通俗推拿疗法》出版，署以山东中医学院编。两书虽不署具体姓名，实则均为孙老主编。

1976 年，孙重三先生的弟子山东中医学院毕永升老师自编自导，由白翔老师拍摄了《孙重三小儿推拿手法集》电教片一部。该片内容重点介绍孙老常用手法，以及头面部、胸部、腹部、背部、四肢部常用穴位，包括十三大手法等。本片是一部较为完善、实用的教学片，一改单调的讲课模式，首创小儿推拿动态教育。片中孙老操作一丝不苟，手法潇洒大方，连贯自然，刚劲有力但不失柔韧有余，为后学者留下了宝贵遗产，也实现了国内外小儿推拿影像教育史零的突破。

1978 年 11 月，山东省卫生厅中西医结合办公室为纪念孙老逝世，再版《儿科推拿疗法简编》，并结合课堂教学经验和临床心得加以系统整理和阐发，特别对临床经验中的理论部分、穴位主治、手法操作及治疗方面进行增补和修订，并将原照片插图改为线条图，该书流传甚广。

1982 年，由孙承南主任牵头，山东中医学院推拿教研室邀请北京科学教育电影制片厂，以推拿治病常用手法、穴位及机理探讨为基本内容，同时与青岛医学院（现青岛大学青岛医学院）附属医院小儿推拿科合作，联合拍摄了以《齐鲁推拿》为名的科技片一部。其内容收录了孙重三老师的常用手法、穴位操作等，同时还有张汉臣老先生的手法、操作技术，两强合璧，该片在全国中医院校多次放映，深受好评。

1986年7月，《山东推拿集锦》在以上科技片基础上，添加山东中医学院推拿教研室及临床医疗教学内容，于山东省电视台多次播出，为山东的推拿特别是小儿推拿的宣传推广做出了一定的贡献。

1989年9月，为满足全国高等中医院校推拿高级人才培养的需要，由张素芳教授为主编，联合安徽中医学院、南京中医学院、黑龙江中医学院等九所中医院校，共同编写了小儿推拿学教材《中国小儿推拿学》。

2014年12月，张素芳教授为总结老师孙重三先生的学术思想、教学经验、临床经验，弘扬孙重三流派小儿推拿特色技术，满足医务工作者及小儿推拿爱好者的需求，主编了《孙重三小儿推拿》。

2011年、2016年"孙重三小儿推拿流派"编入人民卫生出版社"十二五""十三五"本科规划教材《小儿推拿学》，为高校小儿推拿课程提供了规范化教学标准，为国内中医学生、小儿推拿医师提供了学习范本。

自2016年以来，山东中医药大学附属医院连续5年举办国家级继续教育学习班，围绕孙重三流派小儿推拿防治肺系病、脾胃病、心身病、杂病和官窍病等内容，在国内外小儿推拿从业人员中推广流派特色技术，既扩大了孙重三流派在国内外的学术影响力，又使本流派的经验技术惠及更多儿童。

2016年，孙重三流派十三大手法入选济南市级非物质文化遗产名录。2021年中医诊疗法（山东孙重三小儿推拿流派）入选山东省省级非物质文化遗产名录。在发展中医药、弘扬中华文化方面做出了努力和贡献。

2020年3月，山东省卫生健康委员会"齐鲁医派中医学术流派传承项目"遴选了具有鲜明特色的20个中医药学术流派和50项流派特色技术，孙重三流派入选，先后成立了"孙重三流派传承工作室"和"孙重三流派十三大手法特色技术示范门诊"。

2020年9月，在张素芳教授的指导下，姚笑、周奕琼等人共同编写了《孙重三流派小儿推拿精华》一书，该书全面梳理流派脉络，总结流派学术理论体系，突出流派特色技法，整合历代流派传承人临床经验，体现了孙重三流派学术经验的全貌。

二、孙重三流派学术理论与处方配伍特色

（一）孙重三流派学术理论体系

孙重三先生说，推拿疗法是建立在"天人合一"整体观念的基础上的，以"阴阳""五行"为理论指导，以"辨证论治"为治疗法则，并运用各种手法，通过经络"行气血，通阴阳"的作用，来调整脏腑营卫，从而达到治愈疾病的目的。

1."天人合一"的整体观

人类生活于宇宙中，与天地万物有着千丝万缕的联系。"人禀天地之气生，四时之法成。"孙重三流派依据春生夏长秋收冬藏理论，以推拿为主要治疗手段，开展多种小儿养生保健方法：自立春始三个月的促进小儿生长发育；自夏至始两个月的促进阳气升腾冬病夏治；自秋分始两个月的培土生金固表防感；自冬至始两个月的填精益髓安神补脑。

孙重三流派注重四时气候对人体的影响，春季风为百病之长，易

裹夹寒、热、燥、湿之气变生各种流行病；夏季炎暑流行，小儿若调护失宜，则易发寒热并见、暑湿相杂的外感病和脾胃病；若秋季燥湿不相得，则生痰火郁结，咳嗽频作；在冬季则风寒当道，加之小儿腠理疏薄，最易发生伤寒外感。

2. 阴阳五行为用的疾病演化观

阳盛则热，阳盛可导致阴液的耗伤，故曰"阳盛则阴病"。阴盛则寒，阴盛可以导致阳气的损伤，故曰"阴盛则阳病"。阴阳偏盛偏衰是疾病变化的基本规律，无论疾病的具体病机多么错综复杂，千变万化，但其基本性质都可以概括为阴和阳两大类。孙重三流派以阴阳作为辨别证候的总纲，抓住了疾病的本质，执简驭繁，调整阴阳，促进机体的阴平阳秘，在临床上具有重要的意义。

以五行生克制化理论分析脏腑传变规律，一脏受病，多会影响到其余四脏。比如脾肺为母子相生关系，脾虚则易致肺气虚损，故而久泻患儿易出现痰湿蕴肺的症状；同样，肺脏受病也会引起脾的病变，较严重的咳嗽患儿多会出现大便溏泻的症状。而五脏间的相克关系，又体现了五脏间病理上的力量不均衡。根据相克规律选择治疗方法，在治疗上采用补母泻子、抑强扶弱等手段。

3. 脏腑经络互动的治疗观

心、肝、脾、肺、肾合称五脏。胆、胃、小肠、大肠、膀胱、三焦合称六腑。人体是以五脏为中心，以六腑相配合，以气血精津液为物质基础，通过经络使脏与脏、脏与腑、腑与腑密切联系，外连五官九窍、四肢百骸，构成一个统一的有机整体。

孙重三流派依据经络能运行气血、沟通全身的作用，运用恰当的推拿手法，作用于局部，激发经气，改变经脉气血循行状态，进而影响到体内有关脏腑的气血状态，使该脏腑的功能发生变化，从而达到调整脏腑功能的目的。

总之，天人合一、阴阳五行、脏腑经络等理论形成了一个完整的体系，在其指导下，孙重三流派对小儿的生理特点、病因病机、辨证立法、处方用穴、推拿施治、养生保健等环节有了依据和规范，使本流派的理论体系与具体的临床实践相统一，显示出了强大的生命力和包容性。

（二）孙重三流派常用处方配伍方法

1. 主次配穴法

除"癃闭"只用两个穴位之外，其他疾病处方用穴都在八个以上。所选穴位包括主穴和备用穴两大部分，其中主穴5～8个，备用穴4～9个。主穴针对主病或主证，而备用穴用于随症加减，主穴推拿次数多，备用穴推拿次数少。

2. 五行配穴

运用五脏间生理上的相助或相制的五行生克关系加以配伍。五行相生配伍有补肾水以养肝木，升肝木以助心阳，益心阳以温脾土，健脾土以充肺金，降肺金以滋肾水。五行相克配伍有疏肝木以制脾土壅塞，温脾土以制肾水泛滥，滋肾水以制心火亢旺，清心火以制肺金不降，肃肺金以制肝阳上亢。

3. 阴阳和合配穴

运用推拿补虚泻实，调整脏腑营卫，最终要达到"阴平阳秘"的目的。因此，临证处方用穴要表里阴阳相互配合，表现在分手阴阳时阳池与阴池操作力度轻重及时间长短上，也表现在推三关和退六腑何者多推何者少推上。

4. 经穴与特定穴配合

小儿推拿特定穴与脏腑经络具有相关性，虽然有些特定穴在部位上和《黄帝内经》的十二经不完全相同，但小儿推拿特定穴是借由经络的作用来调整生理机能，这一结论是可以肯定的。小儿推拿特定穴与经穴配合，兼顾舒适性和准确性，起到取长补短的效果。

5. 结合解剖生理配穴

借助解剖学、生理学相关理论指导临床配穴，不仅可以有效缓解局部症状，还有利于整体调整作用的发挥，达到事半功倍的效果，这也是孙重三流派的一大特色。例如，在治疗尿闭时，用推箕门、按揉膀胱点；在治疗脱肛的时候，用揉龟尾、推上七节骨；在治疗便秘的时候用拿肚角、推下七节骨、四步摩腹。处方配穴都很好地结合了现代解剖学理论。张素芳教授在此基础上加以发挥，运用揉按天突治疗咽炎，揉扁桃体体表投影区治疗扁桃体肿大等，都是对本流派治疗方法的发展。

第二章
孙重三流派小儿推拿单式手法

小儿推拿是医者用手在婴幼儿体表的一定的部位或穴位上，施行推、按、揉、运等有规律的操作方法，以达到治病的目的，属中医外治法之一；因此用推拿治病时对手法操作和穴位的认知就成为重要的环节。

一、推法

【定义】推法是以医者的拇指、食指或中指着力于患儿身体表面应推的部位，做上下、前后或左右推动，应如直线，不可斜曲，称为推法。孙重三流派推法多用拇指桡侧面或食中指面并拢均匀施力推动。

流派特点

孙老常说："小儿推拿医师，手法至关重要。"因此要求操作着实、有力（具体根据体质的强弱、年龄的大小、病情的轻重而施力，但用力不能漂浮），方向分明，姿势端正，他在应用推法时善用拇指桡侧面或食、中指面并拢，操作压力均匀，行如直线，聚精会神。

1. 直推法

【操作】

（1）准备姿势：上肢放松，肘关节自然屈曲，拇指或食、中指指间各关节要自然伸直，不要有意屈曲。

（2）操作方法：以拇指桡侧着力于应推穴位上向上或向下做直线运动。也可用食、中指腹并拢在穴位上推动，如图 1、图 2。

（3）动作要领：腕、肘、肩关节和掌指关节活动要协调，操作时宜轻快、柔和、平稳、着实，行如直线，不可用力按压穴位。操作频率每分钟 120 ～ 200 次。

【功效】疏通经络，益气活血，调理脾胃，清热利尿等。其方向与补泻有明确关系，如大肠经、脾经等穴位直推时，多以离心方向为清，向心方向为补；而清天河水时则为向心方向，操作时应注意。

【主治】腹泻，便秘，食欲不振，腹胀，呕吐，发热，头痛等病证。

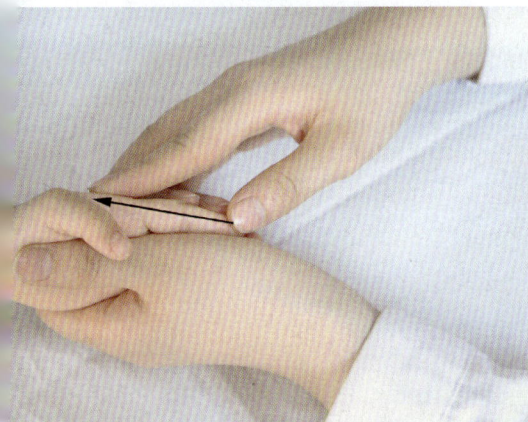

图 1　直推法 1

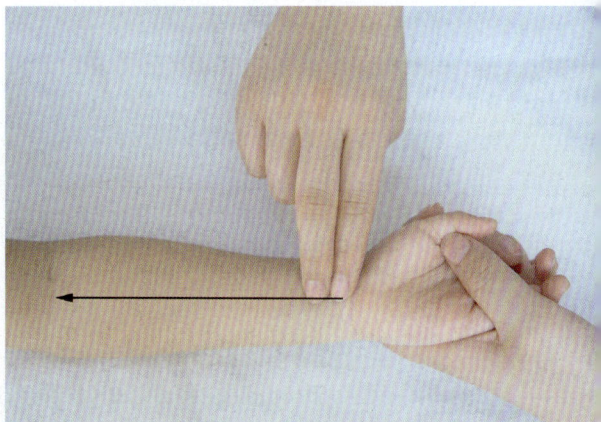

图 2　直推法 2

2. 分推法

【操作】

（1）准备姿势：同直推法。

（2）操作方法：用两手拇指桡侧或指腹自穴位向两旁做分向推动，方向可分为←—→，如分手阴阳、推坎宫等，或↙↗↘，如分腹阴阳。如图3。

（3）动作要领：操作要着实、有力（根据体质的强弱、年龄的大小、病情的轻重施力，但用力不能漂浮），方向分明，姿势端正，精力集中。

【功效】降肺胃之气，调阴阳，止头痛等。

【主治】咳嗽，哮喘，支气管炎，恶心，呕吐，寒热往来，感冒头痛等。

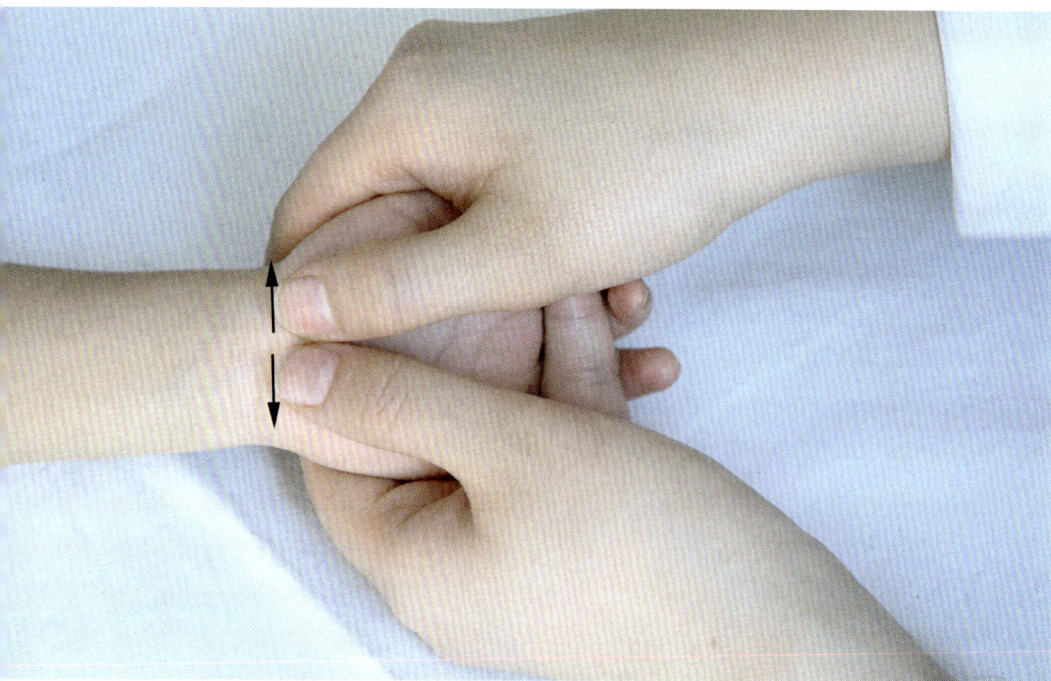

图3　分推法

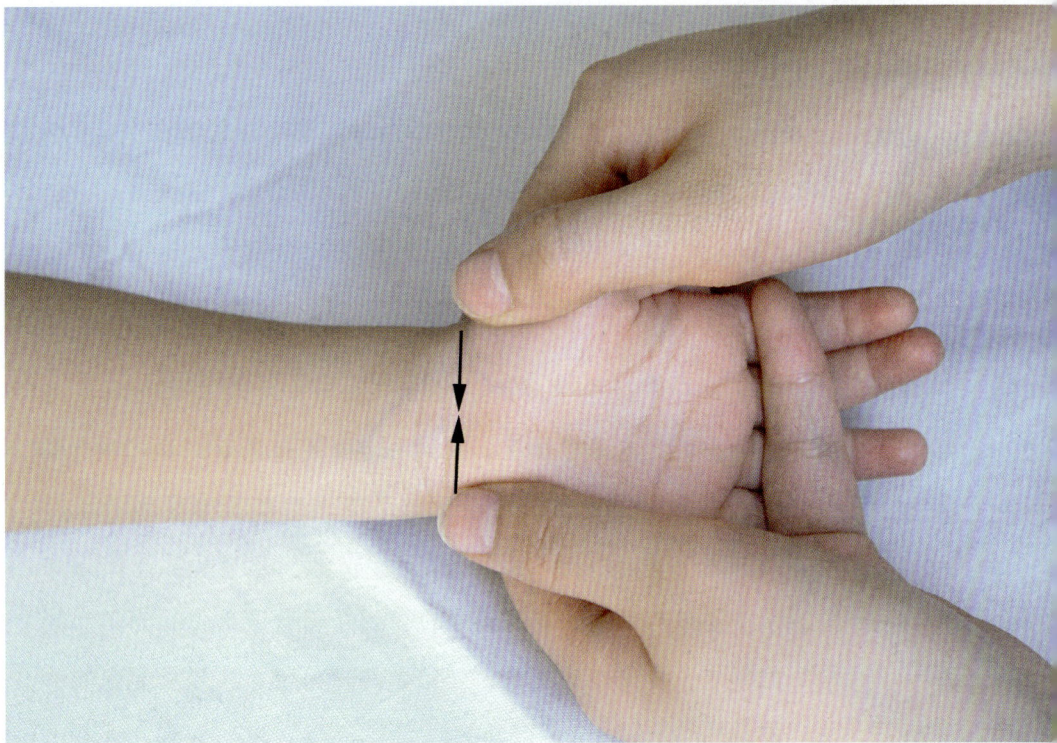

图 4 合推法

3. 合推法

【操作】

（1）准备姿势：同直推法。

（2）操作方法：两拇指桡侧或指腹自穴位两旁向中间推。如图 4。

（3）动作要领：同分推法。

【功效】化痰散结，宣肺理气。

【主治】痰结喘嗽，痰涎壅盛，胸闷不舒等病证。

二、按法

【定义】按法是医者用拇指或中指指端或掌心（根）在选定的穴位上用力向下揿压，一压一放地反复进行，称按法。

流 派 特 点

　　按法是孙老最为常用的手法之一，孙老在临床中操作按法时，力量由轻而重平稳加压，按到一定深度时停留，或随呼吸规律按压，且根据患者体质和耐受力不同调整按压力度和持续时间。指按法常用于点状穴，因刺激量较大，有"以指代针"之意；掌按法着力面大，刺激量小，常用于面状穴部位。为了加强按法的效应，提高临床效果，按法常与揉法组合，形成复合性手法"按揉法"。按法有温经散寒、舒经活络、扶正祛邪、缓急止痛的作用，孙老在临床常用按中脘治疗胃脘痛、按天突治疗急性咳嗽，复式手法中"按肩井法"（又称"总收法"）有通调一身之气血的作用。

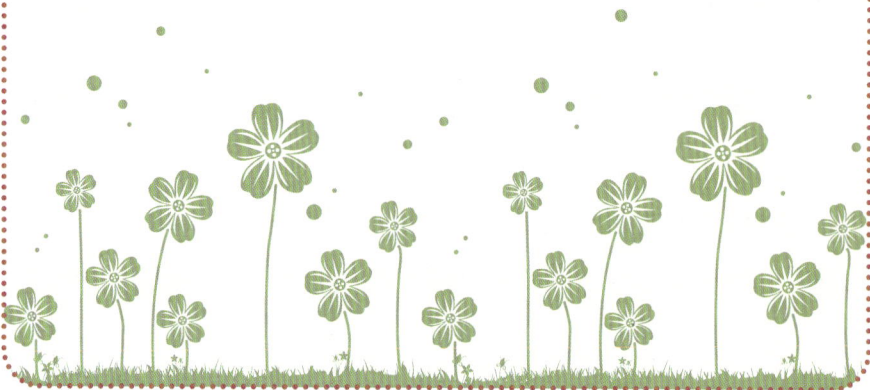

1. 指按法

【操作】

（1）准备姿势：肩臂放松，肘关节微曲，拇指或中指伸直，其余手指自然屈曲或手握空拳。

（2）操作方法：拇指或中指伸直，指端着力在穴位逐渐向下揿压。如图5。

（3）动作要领：用力要由轻到重，逐渐加压，按而留之，不可突然松手。本法常与揉法配合应用。

【功效】 疏经通络，活血行气。

【主治】 局部或全身的气血不畅，经脉痹阻而致的各种病证。

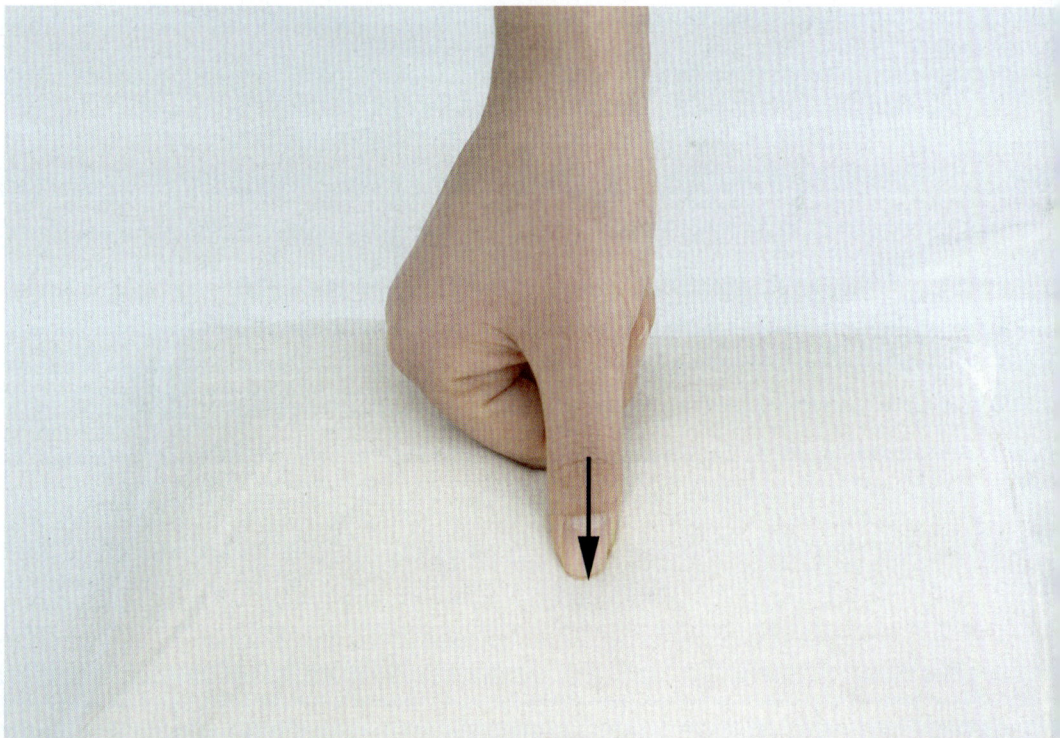

图 5 指按法

2. 掌按法

【操作】

（1）准备姿势：肩臂放松，肘关节自然伸直，腕关节微背屈。

（2）操作方法：双手交叠，蓄力于掌，掌心或掌根向下揿压。如图 6。

（3）动作要领：本法用力必须缓和渐进，切忌粗暴。

【功效】 疏通经络，行气活血，止痛。

【主治】 头痛，胃脘痛，肢体酸痛等。

图 6　掌按法

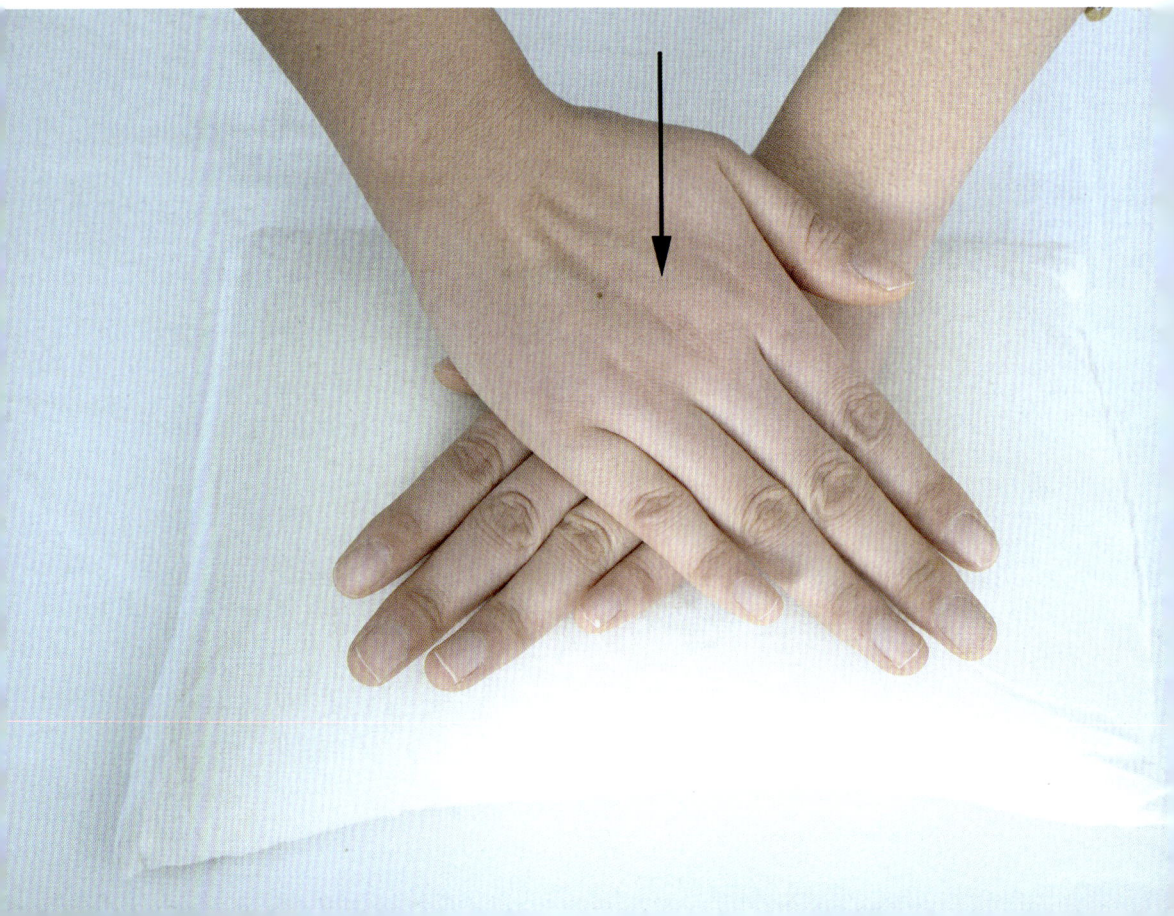

三、掐法

【定义】医者用拇指垂直用力，或用指甲重刺患儿某处或穴位，称掐法。

流派特点

孙老所处的年代临床多是惊风患者，故推拿治疗的多是急惊风、慢惊风患者，所以推拿又有"掐惊"之称，可掐的穴位非常广泛，所掐的穴位或部位都是敏感重要穴位，目的是要开窍醒神、回阳救逆、祛风散寒、兴奋神经。孙老说掐法是以指代针，决不能掐破皮肤，一般掐后要加揉法，以缓解疼痛，操作时应正确定位，不论拇指或食指掐均宜垂直平稳用力，由轻渐重，不可滑动，一般掐后苏醒即止，不必反复操作，且逢掐必用固定手法。

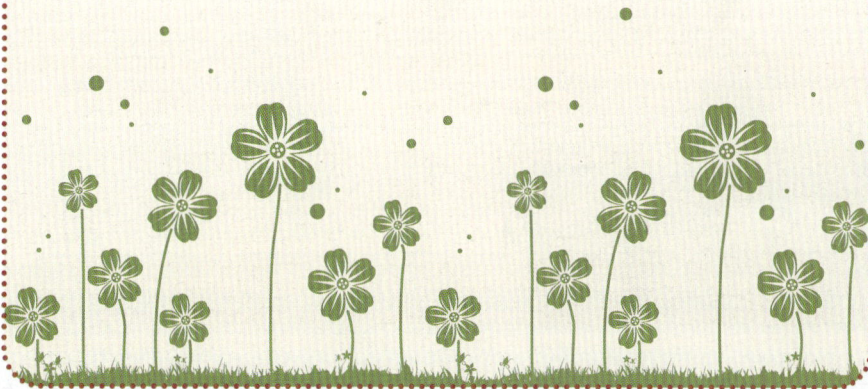

【操作】

（1）准备姿势：手握空拳，伸直拇指，指腹紧贴于食指桡侧。

（2）操作方法：用拇指指甲着力于患儿穴位，垂直平稳，由轻渐重逐渐用力，一般掐后要加以揉法。如图7。

（3）动作要领：一般掐后苏醒即止，不必反复操作，手法不可滑动，切忌爆发用力，更不能掐破皮肤。

【功效】开窍醒神、定惊等作用。本法为强刺激手法之一，多用于急救。

【主治】惊风抽搐，不省人事，窒息，惊厥等。

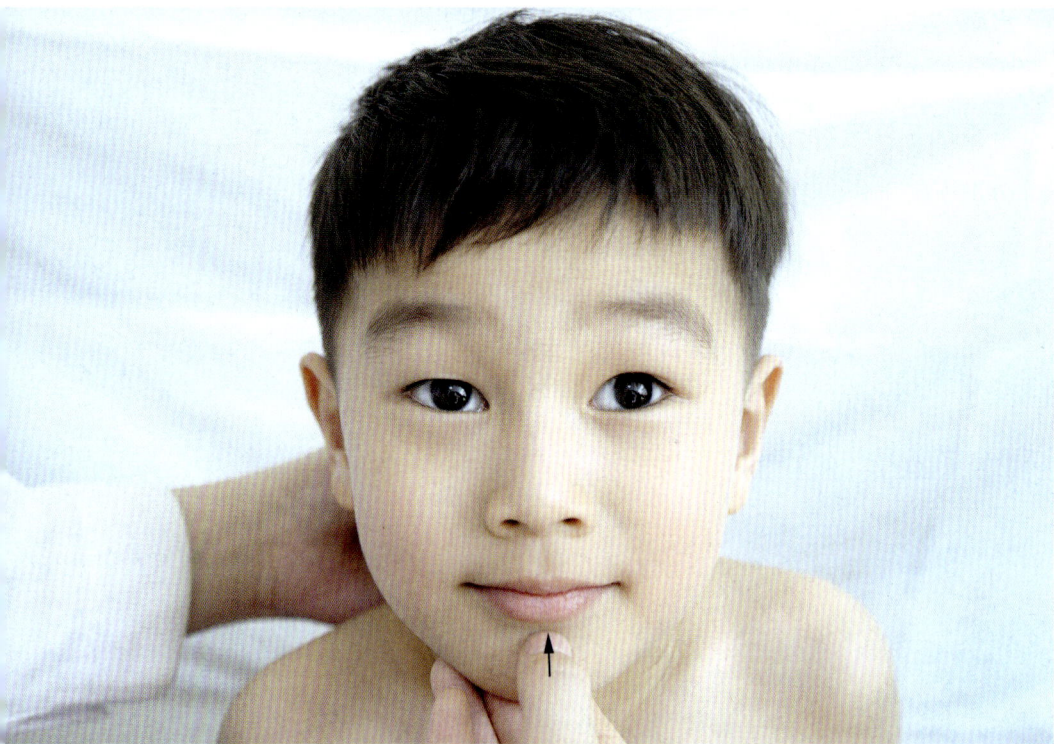

图7　掐法

四、揉法

【定义】医者用中指或拇指指端，或掌根，或大鱼际吸定于穴位，以腕关节旋转带动前臂做顺时针或逆时针方向旋转活动，称揉法。以指端吸定于穴位为指揉，大鱼际吸定于穴位为鱼际揉，掌根吸定于穴位为掌根揉。

流派特点

　　孙重三流派临床用揉法善于与按法、掐法、拿法结合施用，以按揉、推揉、掐揉、拿揉之法，作用在躯干部穴位。操作时，两手拇指先做分推或直推，而后配以拇指、食指的揉法；在柔软处则以拇指面做向内（补）、向外（泻）的旋转揉法；穴位或痛点专用揉法急救配以按法或掐法，孙老认为这种方法能制惊风，目上视、下翻，并能清膀胱之热，通利小便，止痛祛瘀；受术部位较大，如腹部胸部等，可以用全掌着力置于其上，带动皮下组织做环形揉动。所以要求操作沉稳，不宜过快，不能与皮肤产生摩擦。揉法操作时要求吸定治疗部位，不要在皮肤上摩擦，动作要均匀连续、协调而有节奏。

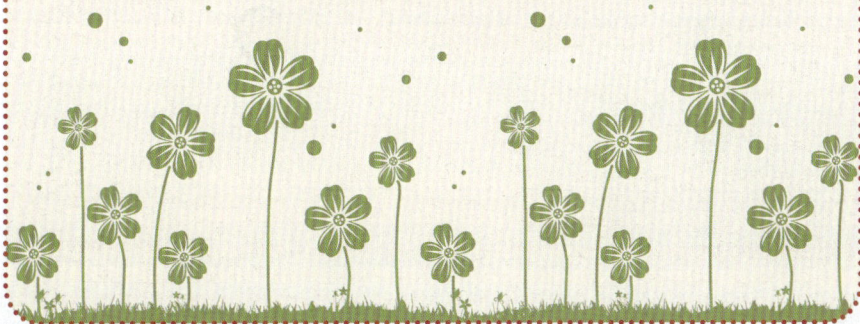

1. 指揉法

【操作】

（1）准备姿势：肩和上臂宜放松，肘关节自然弯曲，中指或拇指伸直，指端着力于操作部位，其余四指自然弯曲或握空拳。

（2）操作方法：中指或拇指指端吸定穴位，以腕关节主动旋转带动中指或拇指做旋转运动。本法常与推法、按法、掐法结合施用。如图8。

（3）动作要领：操作时，压力要均匀着实，动作宜轻柔而有节律性。操作频率每分钟160～200次。

【功效】祛风解表，理气消食，舒筋活络，活血止痛等。

【主治】感冒头痛，腹胀腹痛，泄泻呕吐，颈项痛，四肢痛等病证。

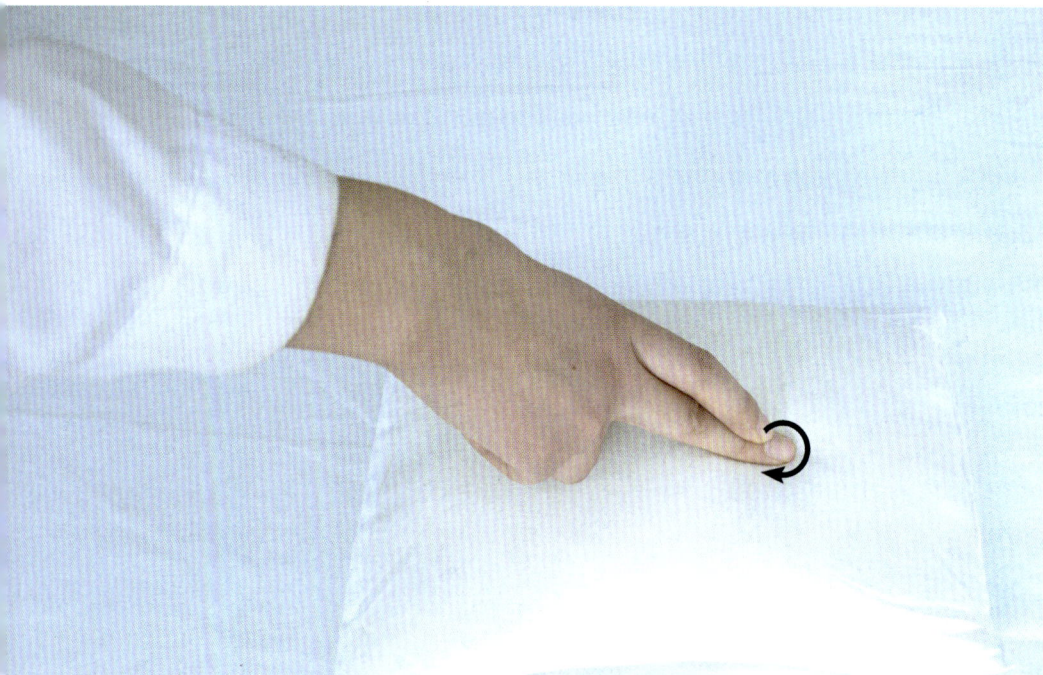

图8　指揉法

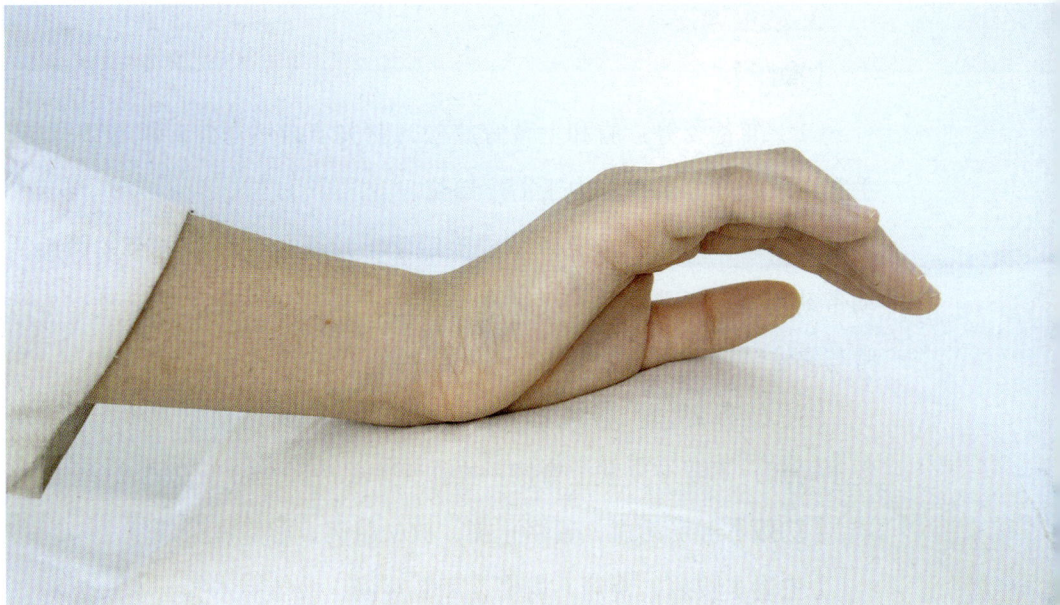

图 9　大鱼际揉法

2. 大鱼际揉法

【操作】

（1）准备姿势：肩和上臂宜放松，肘关节自然弯曲，腕部微背屈，手掌自然张开，大鱼际着力于治疗部位。

（2）操作方法：医者以大鱼际吸定于治疗部位，以腕关节的回旋活动带动前臂及手掌摆动，使大鱼际带动患儿局部皮肤做旋转运动。如图 9。

（3）动作要领：大鱼际吸定于穴位而不在皮肤上摩擦，要使该处皮下组织随着揉动而逐步产生微热感。操作频率每分钟 160 ～ 200 次。

【功效】理气消食化滞，活血祛瘀，消肿止痛等。

【主治】脘腹胀痛，便秘，腹泻，头痛，头晕及外伤所致红肿疼痛等。

3. 掌根揉法

【操作】

（1）准备姿势：肩和上臂宜放松，肘关节自然弯曲，腕部微背屈，手掌自然张开，掌根着力于治疗部位。

（2）操作方法：医者以掌根吸定于治疗部位，以腕关节的回旋活动带动前臂及手掌摆动，使掌根带动患儿局部皮肤做旋转运动。本法常与拿法结合施用。如图10。

（3）动作要领：不同于摩法和运法，着力面用劲要大些。掌根吸定于局部，不要在皮肤上摩擦。操作频率每分钟160～200次。

【功效】舒筋活血，通络止痛，放松肌肉，解除疲劳等。

【主治】腰痛，背痛，肩痛，四肢疼痛，肢体麻木等。

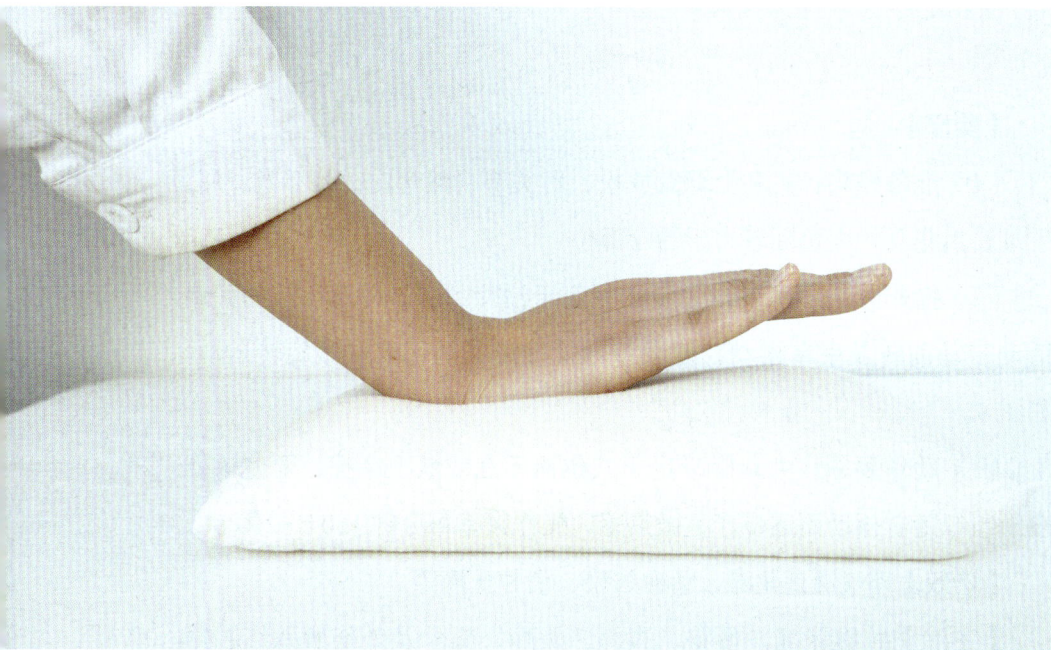

图10　掌根揉法

五、运法

【定义】医者用拇指或食、中指指端在穴位上做由此及彼的弧形或环形运动，称运法。

流派特点

运法是小儿推拿手法中最轻的一种，手法操作较推法和摩法轻而缓慢，常用于面或线状穴，也可用于点状穴。孙老在操作运法时强调"运法宜轻不宜重，宜缓不宜急"，此法有使血脉流动、筋络宣通、气机冲和之功。运法方向有补泻之分，运太阳时经眼转为补，经耳转为泻。临床上，孙老常用运内八卦治疗急慢惊风、痰喘咳嗽、吐乳胸闷等虚实各症，顺运八卦善开胸膈，除气闷胀满；逆运八卦能降气平喘，多与推天柱骨、推膻中合用；运板门可以消食积，除膨胀，还可治疗急慢惊风、角弓反张；运水入土能健脾而助运化，润燥通便；运土入水能清脾胃湿热，利尿止泻。

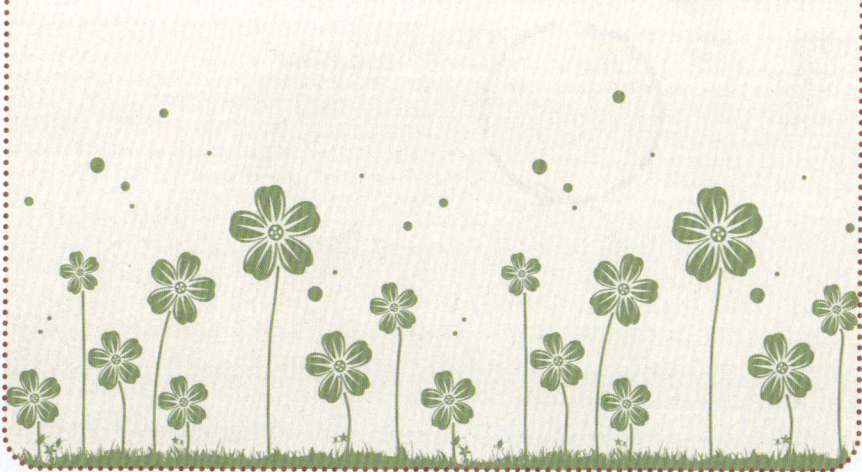

【操作】

（1）准备姿势：肩和上臂宜放松，肘关节自然弯曲，拇指伸直，指端着力于操作部位。

（2）操作方法：拇指指端着力于穴位，以腕关节主动旋转带动拇指指端在体表穴位上做旋转摩擦移动，不带动皮下组织。如图 11。

（3）动作要领：运法操作指面一定要贴紧施术部位，宜轻不宜重，宜缓不宜急。操作频率每分钟 80 ～ 120 次。

【功效】疏通经络，止咳化痰，行滞消食，调整脾胃功能等。

【主治】咳喘痰多，胸闷胸痛，腹痛腹胀，呕吐泄泻，食欲不振，发热，盗汗，惊惕不安等。

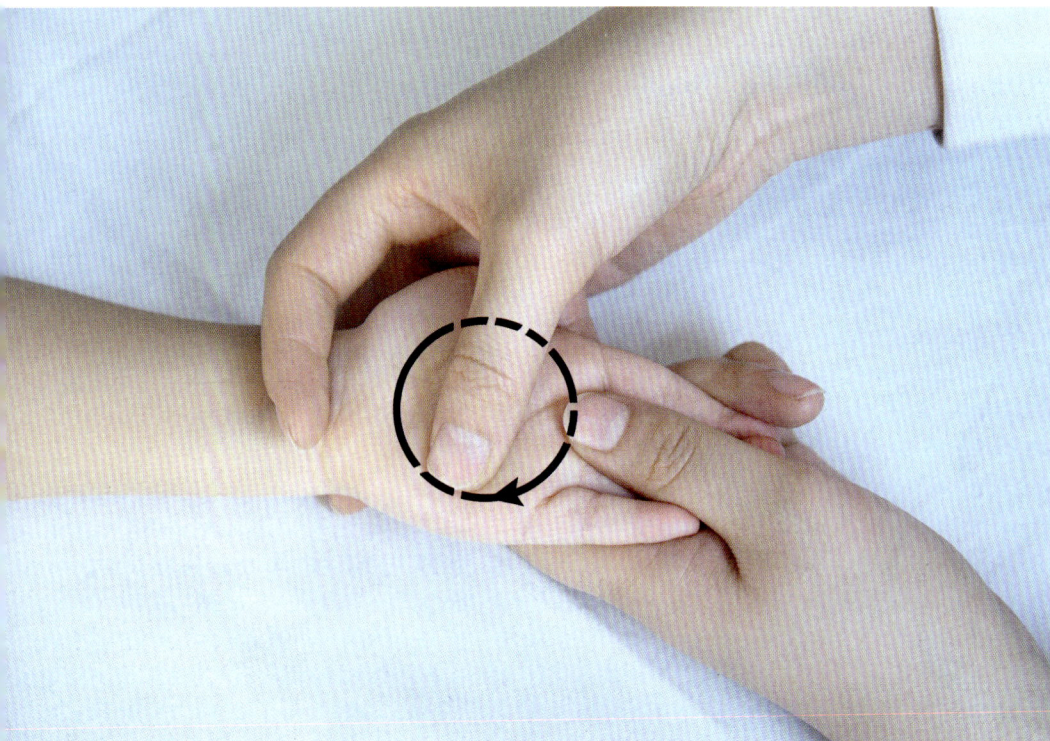

图 11　运法

六、摩法

【定义】医者用食、中、无名、小指指面或掌面放在穴位上，以腕关节屈伸，前臂旋转为主动，连同前臂做顺时针或逆时针方向的环旋抚摩动作，称摩法。以各指面着力称指摩法，以掌面着力称掌摩法。

流 派 特 点

孙老对摩法特别重视，要求最严，因他从师时用猪膀胱作教具，要求端坐，双膝屈曲成90°角，双足踏实于地，然后左手轻抚猪膀胱，右手从膀胱右侧向上再由右向左由左而下以手掌摩之，周而复始，不可间断，练到得意时，端坐的上身微随手转的方向轻微晃动，非常入神。练习时要求放松肩关节，肘关节屈伸在120°～150°，腕关节微屈，指面或掌吸住所摩的皮肤。教学时已无猪膀胱可练，直接在人体上练习，不论端坐、仰卧、俯卧，医者必须端坐一边，患者姿势放松，充分暴露受术部位，并感到安全、舒适，而医者操作自然，发力方便，双手交替无障碍，并要求能持久操作，不易疲劳。摩法临床应用范围广，由于刺激柔和适中，适用于全身各部位，如腹部、胁肋、局部肿胀部位等。五官等部位可用单指摩；而腹部的摩法可用掌摩，但中脘、膻中等部位较小，可用三指摩或二指摩；指摩面部既可润肤美容，又可治疗小儿鼻炎、面瘫、腺样体肥大等病，做保健时可以配合不同的膏剂，以增强疗效，润滑肌肤；摩腹具有健脾和胃、消食导滞、调节肠胃蠕动、理气解郁等功能，如治疗小儿先天性巨结肠、不完全性肠梗阻、肠套叠等，掌摩随病不同而不同，摩小腹、少腹可治疗小儿尿急、尿频、遗尿等，既有补益肾气的作用，又可以清利下焦湿热。

1. 指摩法

【操作】

（1）准备姿势：肩臂放松，肘关节微曲，食、中、无名、小指并拢，指面着力于操作部位。

（2）操作方法：指面着力部分随腕关节主动屈伸做旋转摩擦运动，如图 12。

（3）动作要领：环旋抚摩时，用力柔和自然，速度均匀协调，压力要大小适当，不要带动皮下组织。操作频率每分钟 120 ～ 160 次。

【功效】消食化滞，健脾止泻。

【主治】消化不良，腹痛，腹胀，厌食，腹泻，便秘等病证。

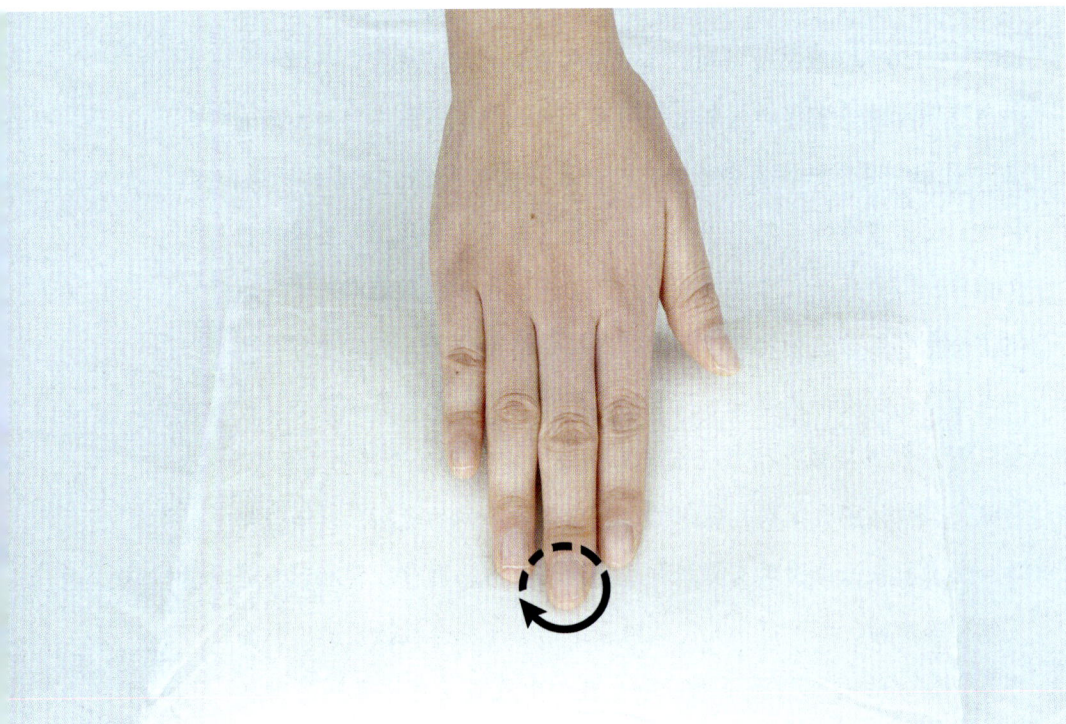

图 12　指摩法

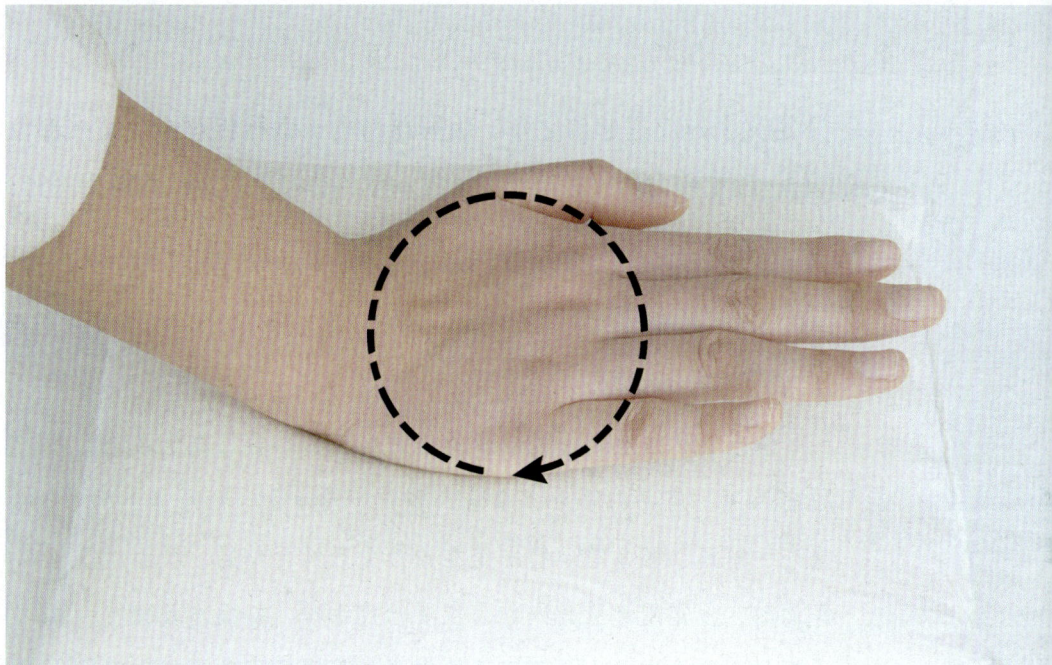

图 13　掌摩法

2. 掌摩法

【操作】

（1）准备姿势：沉肩垂肘，腕自然微屈，手掌自然张开，掌面着力于操作部位。

（2）操作方法：掌面着力部分随腕关节主动屈伸做旋转摩擦运动，如图 13。

（3）动作要领：操作时注意肩、肘、腕关节的协调，根据病情和体质，注意掌摩顺时针或逆时针方向，以达到预期的补泻疗效。操作频率每分钟 120～160 次。

【功效】调节胃肠蠕动，和中理气，消积导滞。

【主治】食积胀满，脘腹疼痛，疳积，气滞等病证。

七、拿法

【定义】捏而提起谓之拿。用拇指与食、中指相对捏住某一部位或穴位，逐渐用力内收并持续的揉捏动作，称拿法。拿法可单手进行，也可双手同时进行。

流 派 特 点

　　临床上拿法也是不可缺少的手法之一，孙重三先生常拿的穴位有风池、肩井、百虫、膝眼、委中、前承山、后承山、仆参、昆仑、解溪、肚角等。特别是在治疗先天性巨结肠、顽固性便秘等病时，他常用拿肚角穴作为主要治疗手段，其操作较独特：双手拇指面置于穴位上，而双手的中指指面置于小儿背部与腹结穴相对处，拇指及中指相对用力对合，拿到一定程度后同时向两外侧拿动，但用力一定要在患儿能耐受范围之内，自此法后治疗腹胀便秘及巨结肠的效果明显提高。因此孙老的八法中尤以摩法和拿法为重，是须精通的手法。

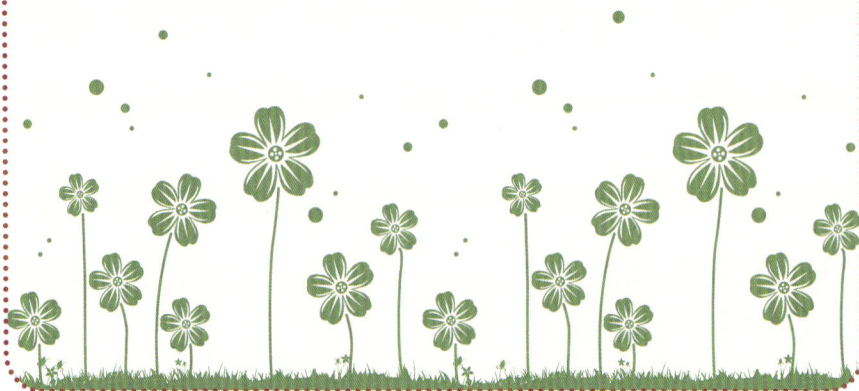

【操作】

（1）准备姿势：肩臂放松，拇指与食、中指相对置于操作部位或穴位。

（2）操作方法：操作时，腕掌要自然蓄力，拇指与食、中指面相对用力捏提，然后放松，再捏提，再放松，反复操作。较大部位也可用拇指与其余四指相对操作。如图 14。

（3）动作要领：提拿揉捏动作要连绵不断，用力要由轻到重，再由重到轻。

【功效】 祛风散寒，发汗解表，舒筋通络，行气活血，开窍止痛。

【主治】 多用于急救和急性病证。常用于颈项、肩部和四肢穴位，治疗外感头痛、项强、四肢关节及肌肉酸痛等病证。

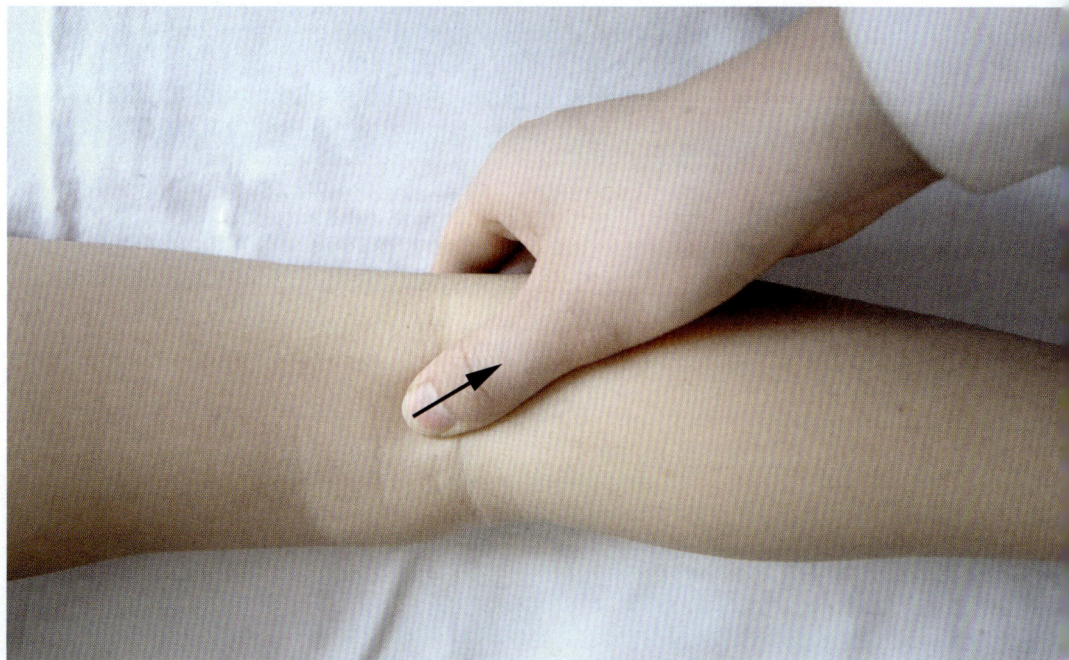

图 14　拿法

八、擦法

【定义】用手掌面、大鱼际或小鱼际着力于选定部位上进行直线来回摩擦称为擦法。

流派特点

　　孙老要求操作擦法时，力量适中，速度均匀，动作连续，距离拉长，直线往返，以透热为度。擦法有宽胸理气、祛风散寒、疏通经络、调和气血、扶正祛邪、防病保健、活血散瘀、消肿止痛的作用，治疗咳嗽、气喘、胸闷、脘腹胀满、厌食、泄泻、遗尿等效果显著。孙老将擦法应用于全身各部，常用有擦膀胱经、擦脾胃俞、擦八髎等操作。擦法操作时，治疗部位要暴露，并涂润滑介质，既可防止皮肤擦破，又可增高局部皮温，擦法使用后一般不要在该部再用其他手法，否则容易引起皮肤破损，所以一般擦法治疗放在最后进行。

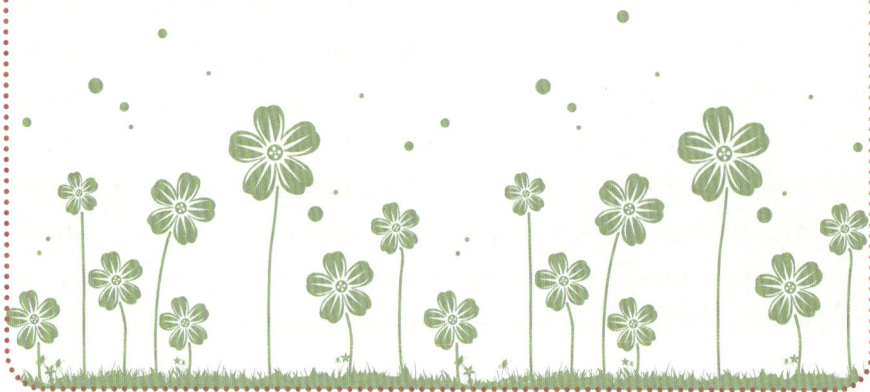

【操作】

（1）准备姿势：肩和肘关节自然放松，腕部微背屈，手掌自然张开，根据操作部位不同，可以掌面、小鱼际或大鱼际着力于治疗部位。

（2）操作方法：肩关节前后摆动，带动肘关节自然屈伸，着力部分紧贴皮肤，均匀连续地来回摩擦，以透热为度。如图 15。

（3）动作要领：使用擦法时，不论上下方向还是左右方向，都应直线往返，不可歪斜。操作时配合自然呼吸，不可屏气。用力要稳，不要硬用力压，以免擦破皮肤。

【功效】温经通络，行气活血，消肿止痛，健脾和胃，提高局部温度，扩张血管，加速血液与淋巴液循环。

【主治】掌擦法的温热度较低，多用于胸胁及腹部，对于脾胃虚寒引起的腹痛及消化不良等多用本法治疗，小鱼际擦法的温度较高，多用于肩背腰臀及下肢部，对风湿酸痛、肢体麻木、伤筋等都有较好的疗效。大鱼际擦法的温度中等，在胸腹、腰背、四肢等部均可应用，适宜治疗外伤、瘀血、红肿、疼痛剧烈者。三种方法可以配合变化使用，不必拘泥。

图 15　擦法

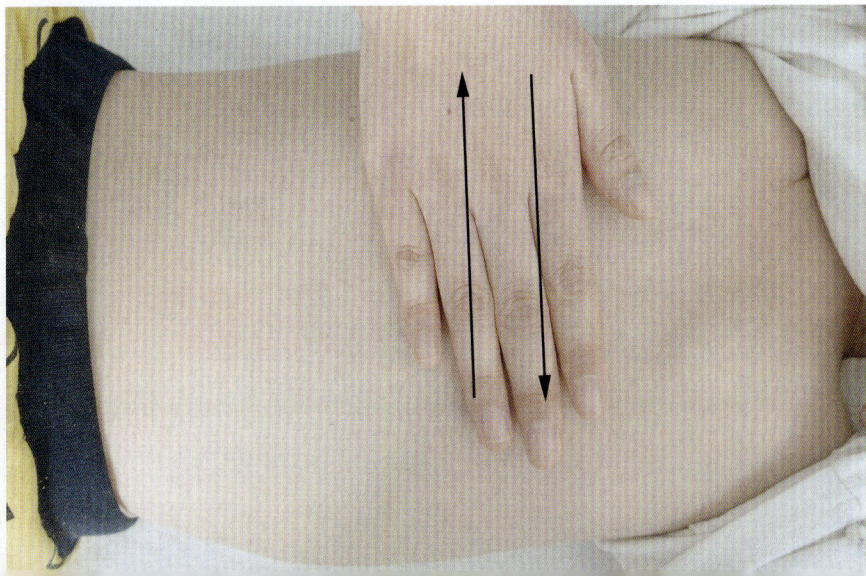

九、捏法

【定义】医者用拇指桡侧缘顶住皮肤，食、中两指前按，三指同时用力提拿皮肤，双手交替捻动向前。或食指屈曲，用食指中节桡侧顶住皮肤，拇指前按，两指同时用力提拿皮肤、双手交替捻动向前，称为捏法。

流派特点

捏法具有舒筋通络、行气活血、解肌发表等作用。捏脊也是孙重三流派的常用手法，可捏三下提拿一下，称为"捏三提一法"，根据病情需要，在捏脊过程中，可以一一提拿膀胱经的有关背俞穴，治疗小儿积滞、疳积、厌食、腹泻、呕吐等症有特效。捏脊与补脾经、摩腹、揉足三里合称为推拿保健四法。因捏脊疗法刺激量较大，常放在治疗最后进行。

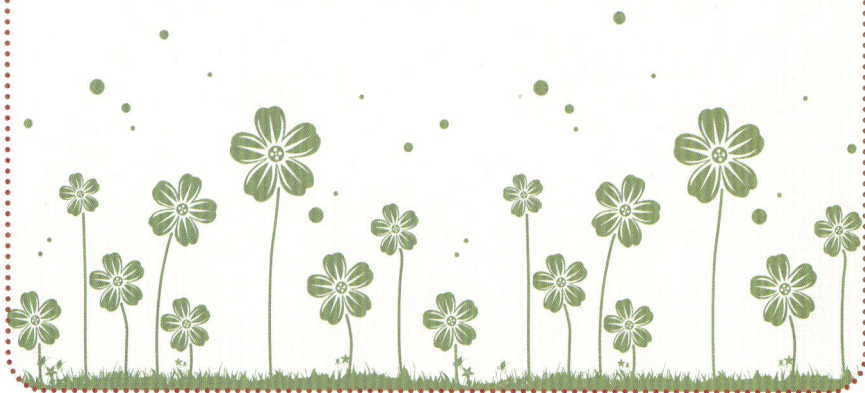

【操作】

（1）准备姿势：医者位于患儿一侧，肩与上臂放松，用拇指桡侧缘顶住脊柱两侧皮肤，食、中两指前按。

（2）操作方法：医者拇指桡侧缘顶住皮肤，食、中两指前按，三指同时用力提拿皮肤，双手交替捻动向前，不可间断。如图 16。

（3）动作要领：提拿皮肤，次数以及用力大小要适当，捏脊方向由下而上，捏三下提拿一下。

【功效】通经络，培元气，调阴阳，和脏腑，壮身体等。

【主治】先、后天不足的一切慢性虚弱病证，如肾虚遗尿、脾虚泄泻、惊风、疳积、呕吐、腹痛、夜啼、便秘等。

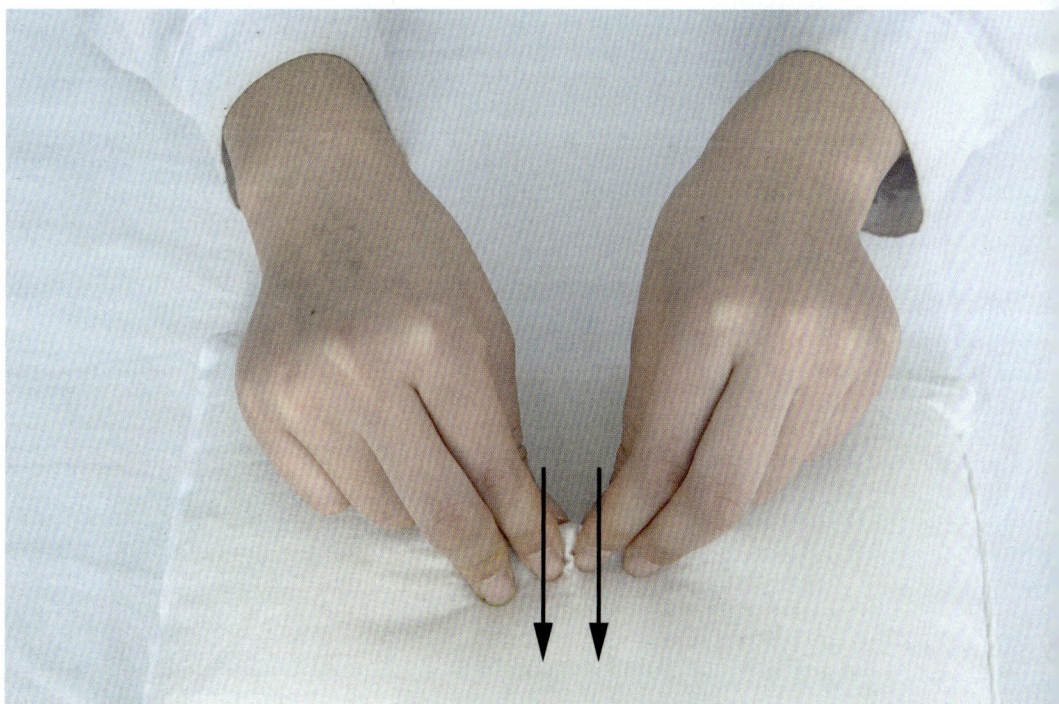

图 16　捏法

十、搓法

【定义】医者用双手掌心夹住一定部位，相对交替用力做相反方向的来回快速搓动；同时做上下往返移动，称搓法。

流 派 特 点

　　孙重三流派最善用的是搓摩胁肋，又称按弦走搓摩，操作时以两掌分别按于左右两胁，由腋下搓摩至肚角处，反复进行。用于行气时，可自上而下搓摩；用于消积导滞时，可前后搓摩，紧搓慢移。小婴儿可仰卧于床，双手一字摊开，医者站于小婴儿一旁，以食、中、无名、小指并拢自腋下至肚角处操作；若幼儿可独坐，使其两上肢搭在头部，医者可取站或坐姿在患儿正面或背后以双手虎口插入其腋下，双掌紧贴两胁自上而下反复搓摩。临床上常用于治疗肺、脾、心系疾病引起的气机不畅，故认为此法有顺气化痰、除胸闷、开积聚的作用。操作时应注意动作要轻松灵活，对所夹的部位不能太紧，搓动要快、移动要慢，不能屏气。

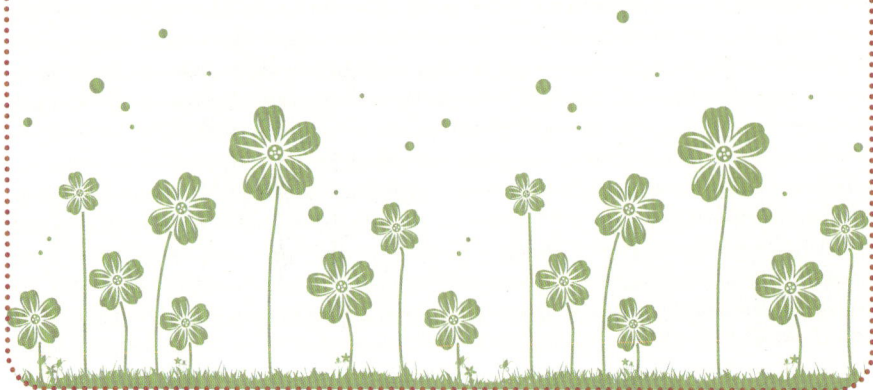

【操作】

（1）准备姿势：肩与上臂放松，肘关节自然伸直，双手相对夹持操作部位。

（2）操作方法：双手相对交替用力做相反方向的来回快速搓动；并由上向下缓慢移动。如图 17。

（3）动作要领：动作要协调，柔和，均匀，紧搓慢移，连续不断。

【功效】疏通筋络，调和气血，放松肌肉。

【主治】四肢关节痹痛、麻木不仁等。常作为推拿时的结束手法。

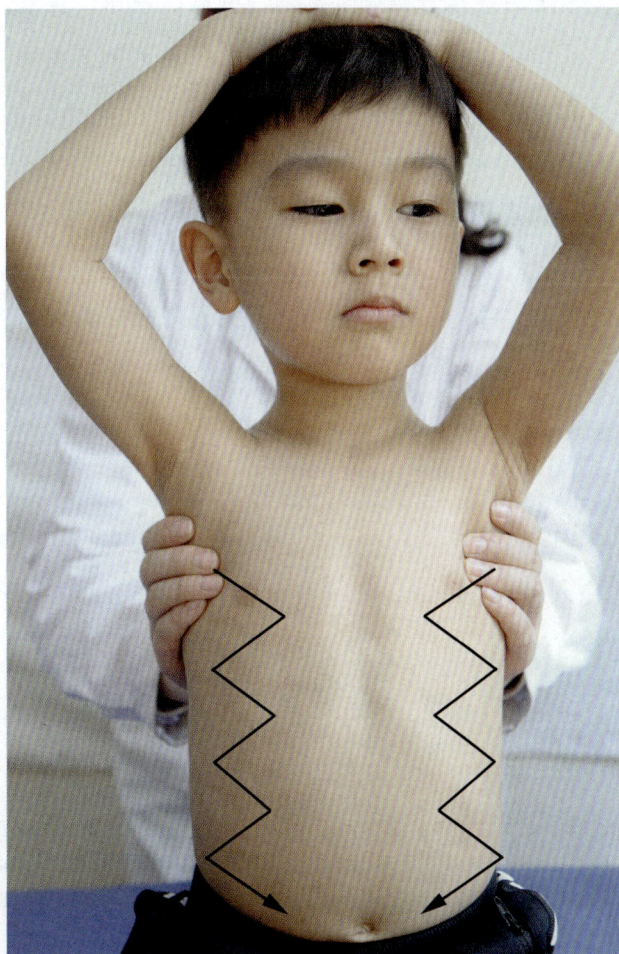

图 17　搓法

十一、捻法

【定义】医者用拇、食指螺纹面捏住一定部位，做相对用力捻动，称为捻法。

流派特点

孙重三流派操作捻法时，动作灵活连贯，捻动速度快、移动速度慢。捻法能理筋通络，滑利关节，消肿止痛，祛风活血，可用于治疗指、趾关节疼痛、肿胀、麻木、痿软、屈伸不利，小儿屈指肌肌腱炎等病证。另外，捻法可刺激关节，对儿童生长发育有较好的促进作用。

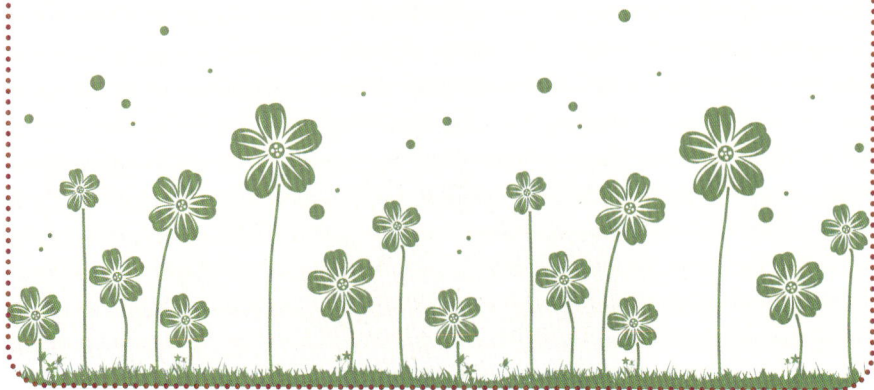

【操作】

（1）准备姿势：沉肩，垂肘，腕端平，拇、食指面相对，捏住患儿关节局部。

（2）操作方法：拇、食指面相对用力捻动，如图18。

（3）动作要领：捻动时要灵活，用力不可呆滞。一般操作0.5～1分钟。

【功效】滑利关节，消肿止痛，舒筋通络。

【主治】常用于四肢小关节。与其他手法配合，治疗因指（趾）间关节的扭伤而引起的疼痛、肿胀，或者屈伸不利等症。

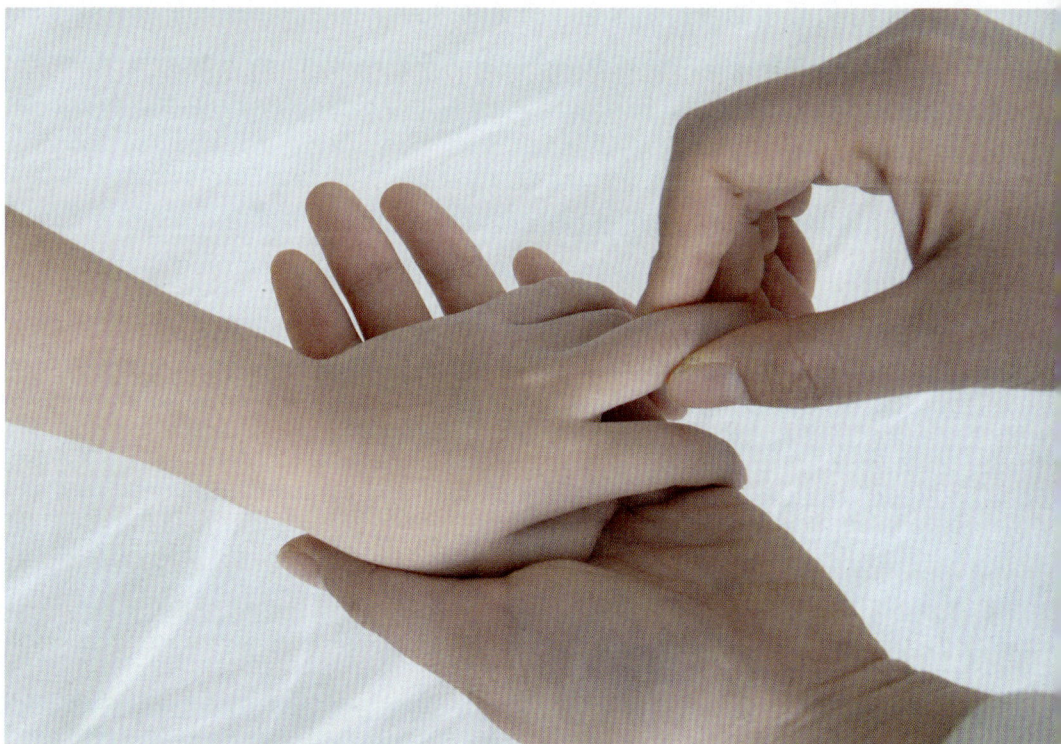

图18　捻法

十二、摇法

【定义】医者一手托扶关节近端，一手握住关节远端，做较大幅度转运或摇动，称为摇法，若一手扶住患儿头顶后部，另一手托住下颏，做向左或向右环转摇动，称为颈项部摇法。

流派特点

孙重三流派复式手法中的"赤凤点头、苍龙摆尾、摇肘肘"等都有摇的动作。

孙老常用的摇肘肘、苍龙摆尾能退热、开胸、通便，赤凤点头能消膨胀、定喘息、通关顺气、补血宁心，凤凰展翅能救暴亡、舒喘胀、除噎膈、定惊安神。摇法不同，各尽其妙。

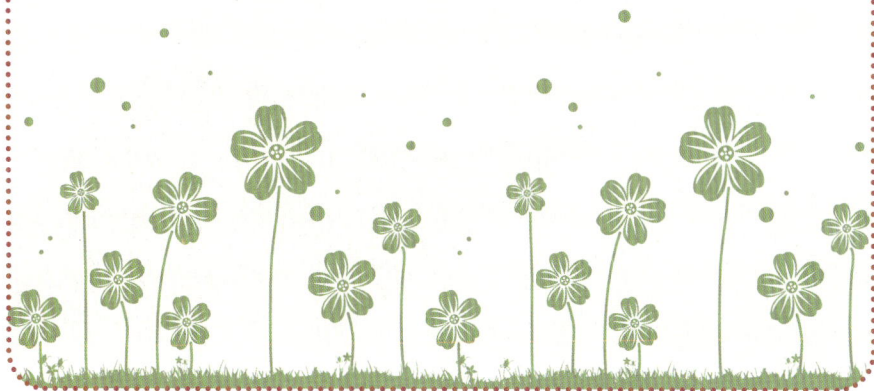

【操作】

（1）准备姿势：做上肢或下肢摇法时，医者位于患儿斜外侧，一手托扶关节近端（支点），一手握住关节远端。做颈部摇法时，医者位于患儿身后，一手扶住患儿头顶后部，另一手托住下颏。

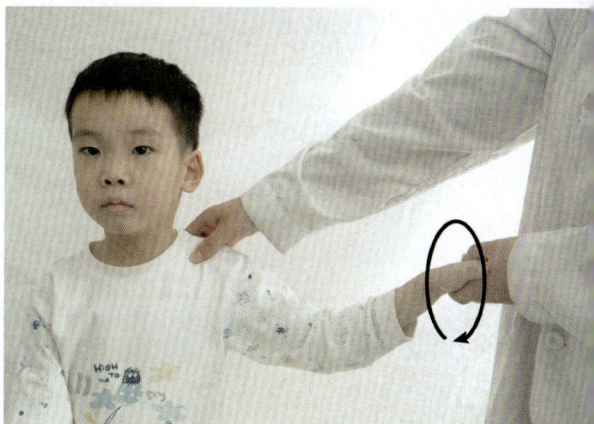

图 19　摇法 1

（2）操作方法：双手协调动作，左右或旋转摇动肢体关节或颈部。如图19、图20。

（3）动作要领：操作时动作要缓和稳定，用力宜轻松。摇动的方向和幅度须在生理许可的范围之内。

【功效】疏通经络，滑利关节，松解粘连，促使关节功能恢复。

【主治】关节疼痛、肿胀、活动障碍等病证。

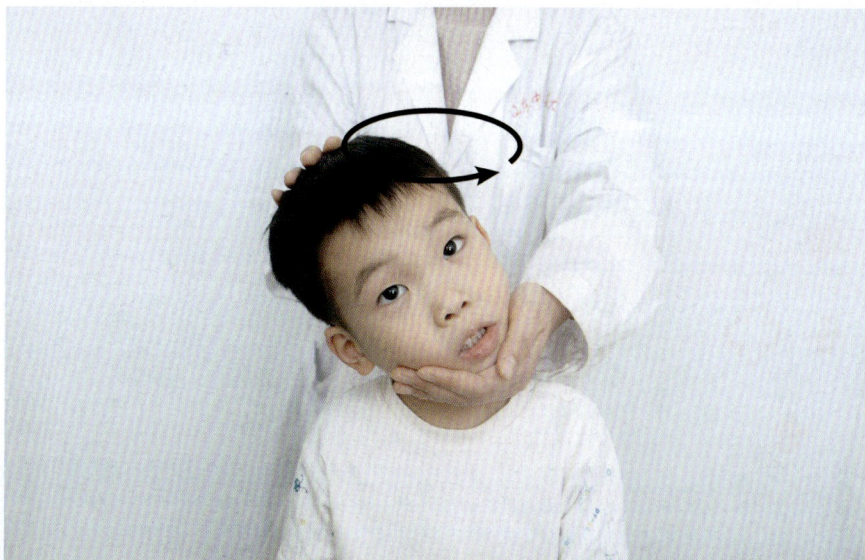

图 20　摇法 2

十三、抖法

【定义】医者握住患儿四肢远端，微用力做小幅度的上下颤动，使关节肌肉有松动感，称为抖法。

流派特点

孙老在临床上常将此法用于小儿脑瘫、产伤造成的臂丛神经损伤，小儿麻痹症后遗留的上下肢体瘫痪及由外伤引起的各种肢体疼痛等。抖腿配合摇踝关节、按膝、按揉环跳是孙老的特色操作，临床多用于治疗小儿麻痹后遗症，其他历代文献未记载，他还根据瘫痪的部位、程度的不同，选取不同的手法和穴位进行治疗。

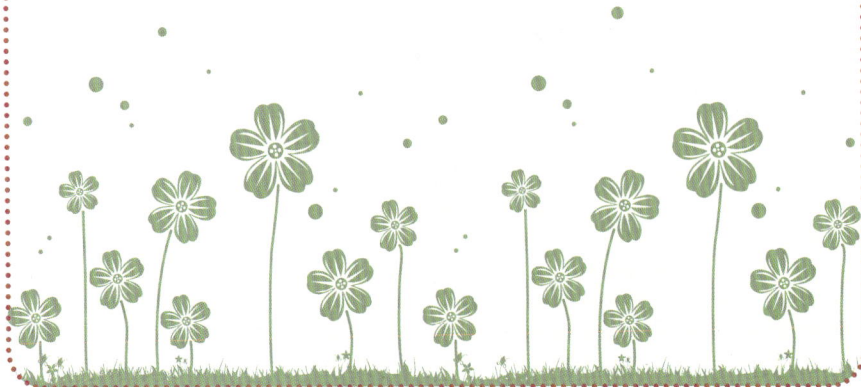

【操作】

（1）准备姿势：医者立于患儿一侧，扎马步，双手握住患儿肢体远端时，不可握太紧。

（2）操作方法：医者双手握住患儿肢体远端，微用力做小幅度的上下抖动，使患儿肢体随之产生共振。如图21。

（3）动作要领：上肢操作时，抖动幅度要小，频率要快（每分钟200次左右）。下肢操作时，幅度应比上肢操作时大，频率要慢（每分钟100次左右）。

【功效】活血散瘀，消积止痛等。

【主治】小儿脑瘫、产伤造成的臂丛神经损伤，小儿麻痹症后遗留的上下肢体瘫痪及由外伤引起的各种肢体疼痛等。

图 21　抖法

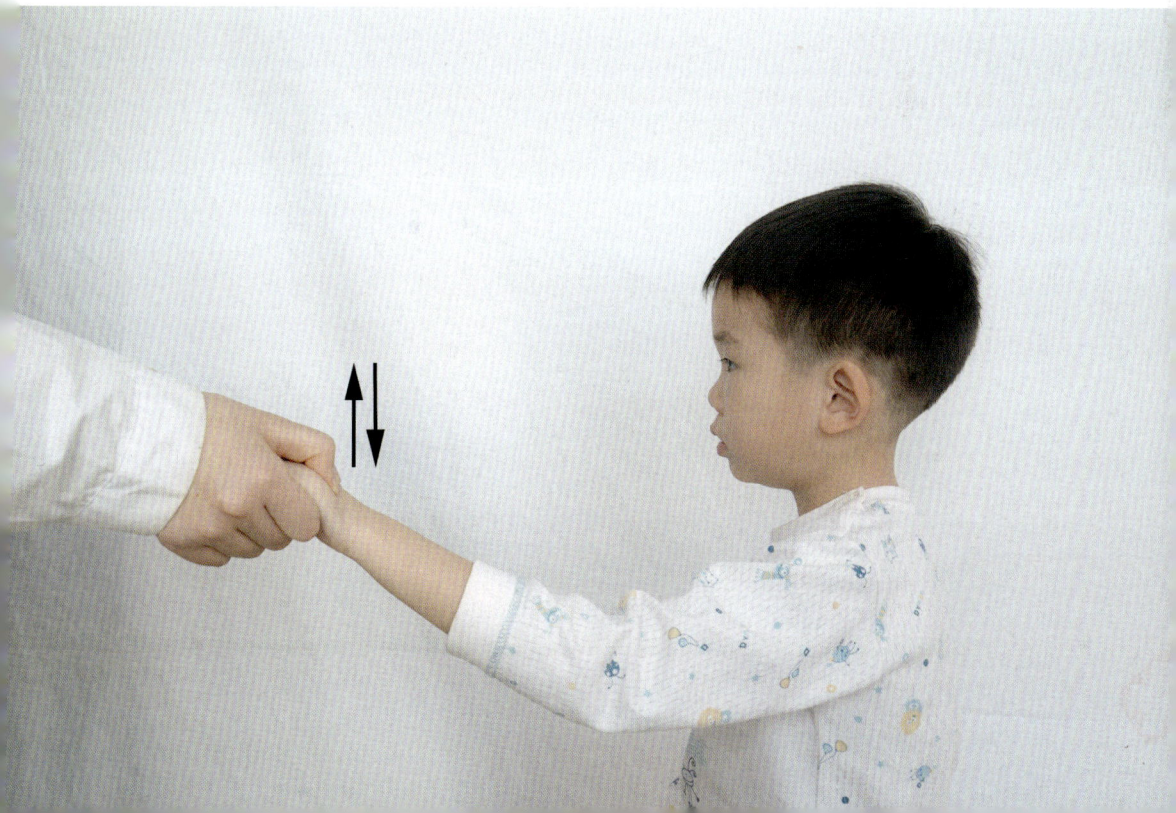

十四、拍法

【定义】医者用虚掌拍打体表，称为拍法。

流派特点

　　临床治疗咳嗽时，孙老常使用拍法作用于背部，使痰与分泌物等具有流动性的病理性附着物，通过拍法脱离附着部位而随咳嗽排出。孙老强调拍击时应力度较重，有节奏感，以胸廓振动为宜。此外，拍法对小儿烦躁不安，哭闹不休，具有调和气血的作用，对肩部知觉迟钝或肌肉痉挛等症，有促进血液循环、消除肌肉疲劳和缓解肌肉痉挛的作用。

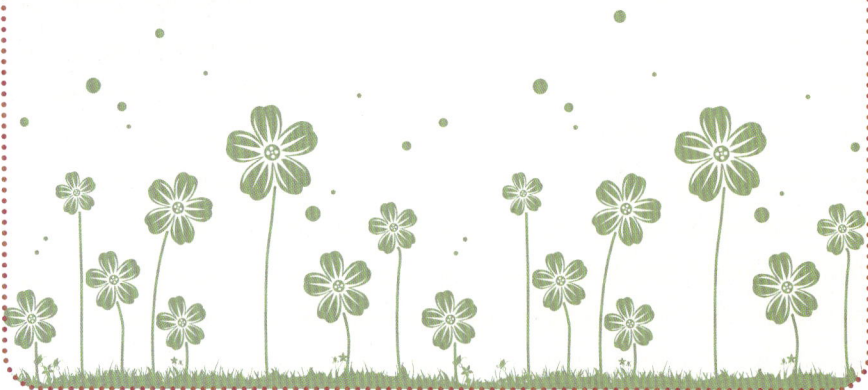

【操作】

（1）准备姿势：医者肩、肘、腕关节放松，五指自然并拢，掌指关节微屈成虚掌。

（2）操作方法：医者以虚掌平稳拍打患儿治疗部位。如图 22。

（3）动作要领：力发势如甩鞭，自肩至腕贯于手掌，平稳有节奏地拍打患处，局部充血为度。

【功效】舒筋活络，行气活血。

【主治】多用于肩背、腰臀和下肢部。主治风湿酸痛，局部感觉迟钝，肌肉痉挛等病证。

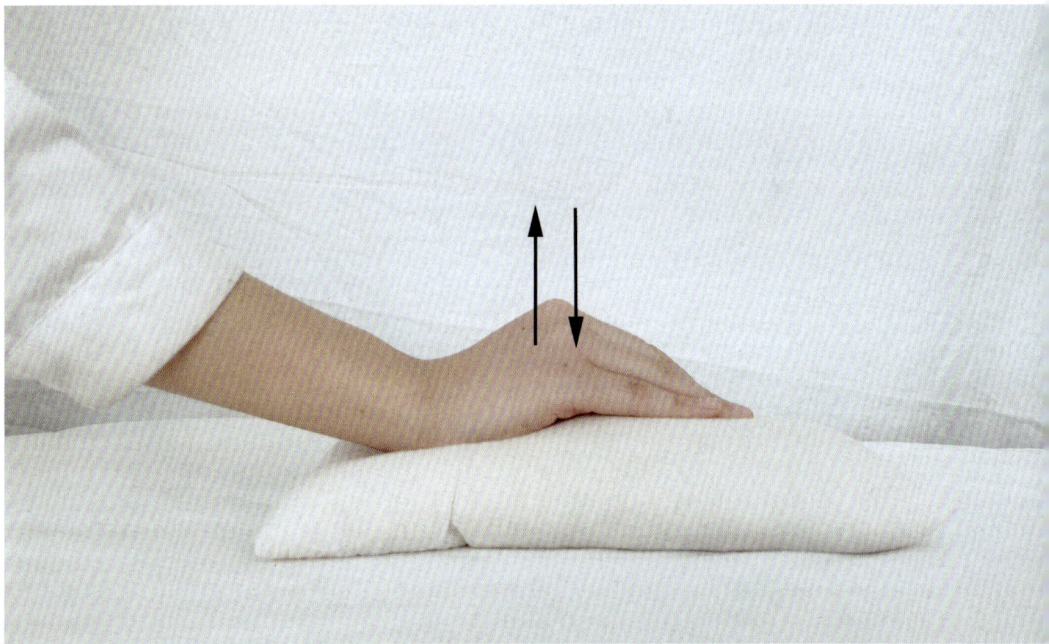

图 22　拍法

十五、滚法

【定义】 医者用手背近小指侧部或中指、无名指、小指的掌指关节部，附着于患儿体表一定部位，通过腕关节的屈伸运动和前臂的旋转运动复合而成。

流派特点

临床上，孙老常用滚法来疏通患儿后背膀胱经，促进气血运行从而固护正气，提高抵御外邪的能力。滚法刺激面积大、作用力强、深透作用明显，是临床最常用的手法之一。本法除面部、前颈、胸腹部外，其他部位均可应用，特别适用于肩背、腰臀及四肢肌肉较为丰厚的部位，具有舒筋通络、祛风散寒、温经祛湿、活血化瘀、解痉止痛、松解粘连、滑利关节等功效。

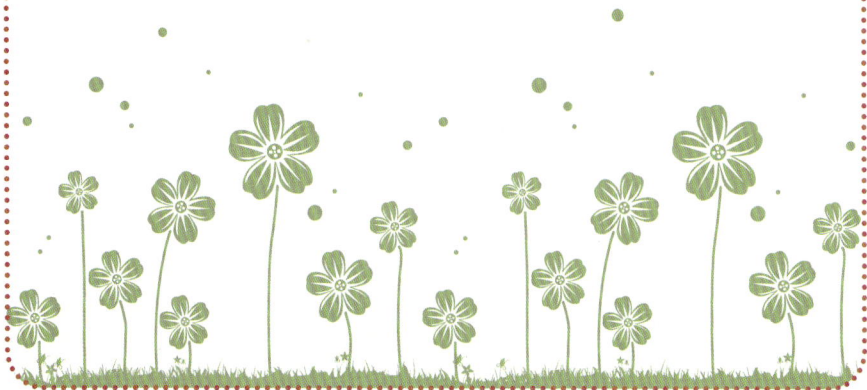

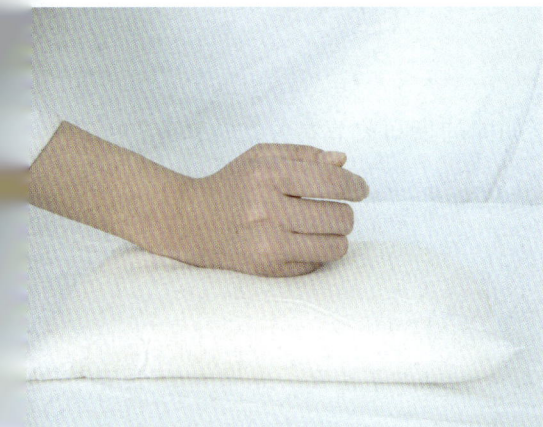

图 23　滚法 1

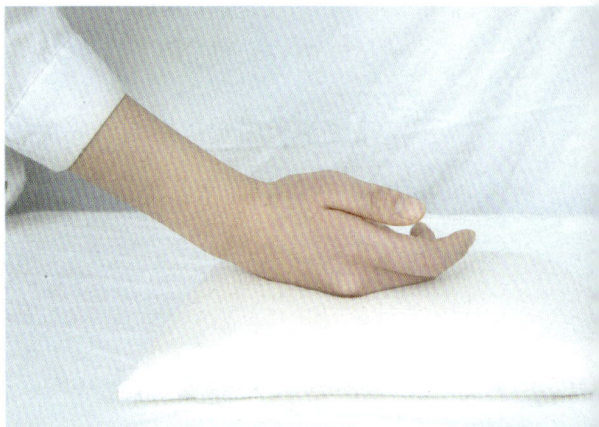

图 24　滚法 2

【操作】

（1）准备姿势：操作时肩臂放松，肘关节微屈约120°，手背尺侧附着于治疗部位。

（2）操作方法：以肘为支点，前臂做主动摆动，带动腕关节屈伸及手背尺侧在患儿局部滚动。如图23、图24。

（3）动作要领：吸定部位要紧贴体表，不能跳动或拖动。压力、频率、摆动幅度要均匀，协调而有规律。频率120～160次/分。

【功效】舒筋活络，滑利关节，放松肌肉，促使血液循环，缓解肌肉韧带痉挛，增强肌肉韧带活动能力，解除疲劳等。

【主治】常用于颈、肩、腰背及四肢部。主治肩、背、颈、腰臀及四肢等部位的风湿肌肉酸痛、麻木不仁，小儿麻痹后遗症，肢体瘫痪，运动障碍等病证。

十六、捣法

【定义】用中指指端，或食、中指屈曲的指间关节着力，做有节奏的叩击穴位的方法，称捣法。

流派特点

捣法多用于小儿四肢的点状穴位。主要用于惊风、抽搐、夜啼等症。孙老强调操作时要用弹力垂直叩击穴位，叩击后迅速抬起，力度由轻而重，平稳而有节奏，切忌使用暴力。临床上孙重三先生常使用捣小天心以镇惊安神。他认为捣小天心具有双向调节作用，用快而重的捣法有兴奋作用，用慢而轻的捣法有抑制作用。

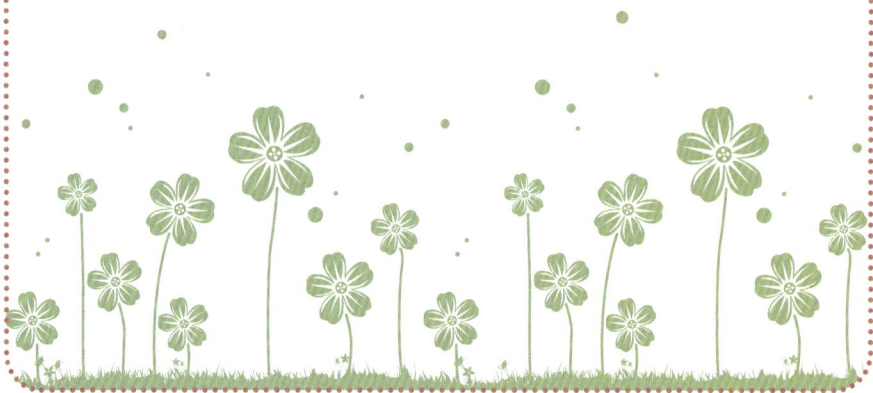

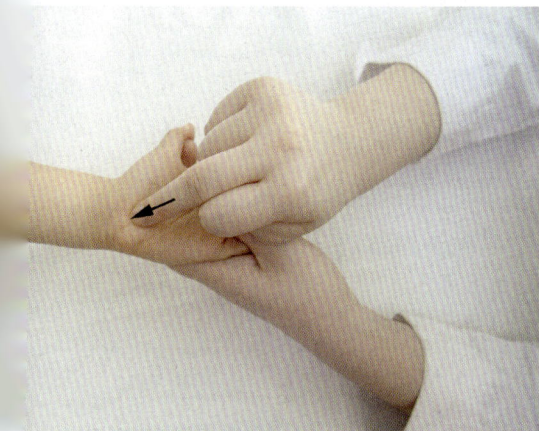

图 25　捣法 1

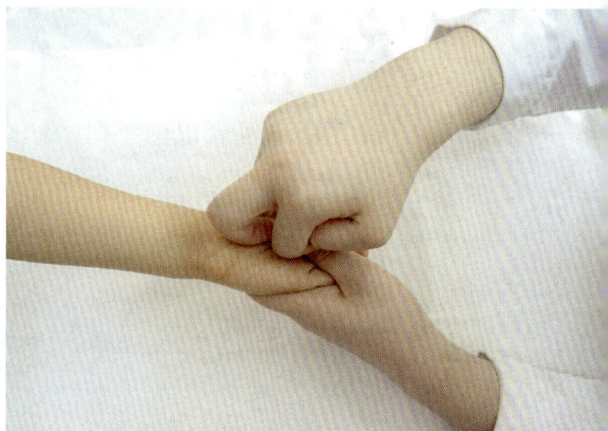

图 26　捣法 2

【操作】

（1）准备姿势：医者肩、肘、腕关节放松，中指指端垂直置于患儿穴位上。

（2）操作方法：以腕关节为中心主动屈伸，带动中指垂直施力，有节奏地点击穴位，点击后旋即抬起术手，不要用力太重。如图 25、图 26。

（3）动作要领：捣击时指间关节要自然放松，用力要有弹性如蜻蜓点水，每次捣击 10 ～ 15 次。

【功效】 开导闭塞，祛寒止痛，镇静安神。

【主治】 常用于惊风、发热、惊惕不安、四肢抽搐等病证。

十七、捏挤法

【定义】医者以两手拇、食指在选定部位（穴位处），固定捏住，然后使两手拇、食指一齐用力向里挤，再放松，反复操作，使局部皮肤变为红色或紫红色，甚至紫黑色为度，称为捏挤法。

流派特点

　　本法多用于宣泄郁热，通络散结。治疗小儿乳蛾、咽喉部肿胀、恶心、呕吐可捏挤天突、清板门，有显著疗效。本法属重刺激，有一定痛苦，每穴或部位捏挤一次，接以揉法缓解疼痛，一般放在最后操作。

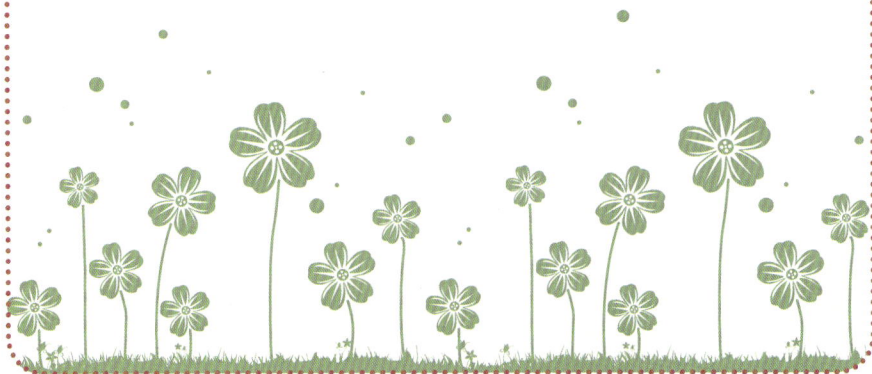

【操作】

（1）准备姿势：医者双手拇、食指围置于选定穴位上。

（2）操作方法：双手拇、食指同时向中间穴位用力捏挤，至局部皮肤发红或发紫时松开，反复操作，直至局部皮肤出现红紫瘀斑。如图 27。

（3）动作要领：两手捏住的皮肤要着实，动作要灵活，避免剧痛，两手相距 1cm 左右再向里挤。

【功效】透郁热，散瘀结。

【主治】治疗中暑，痧证，痰、食郁结之证。

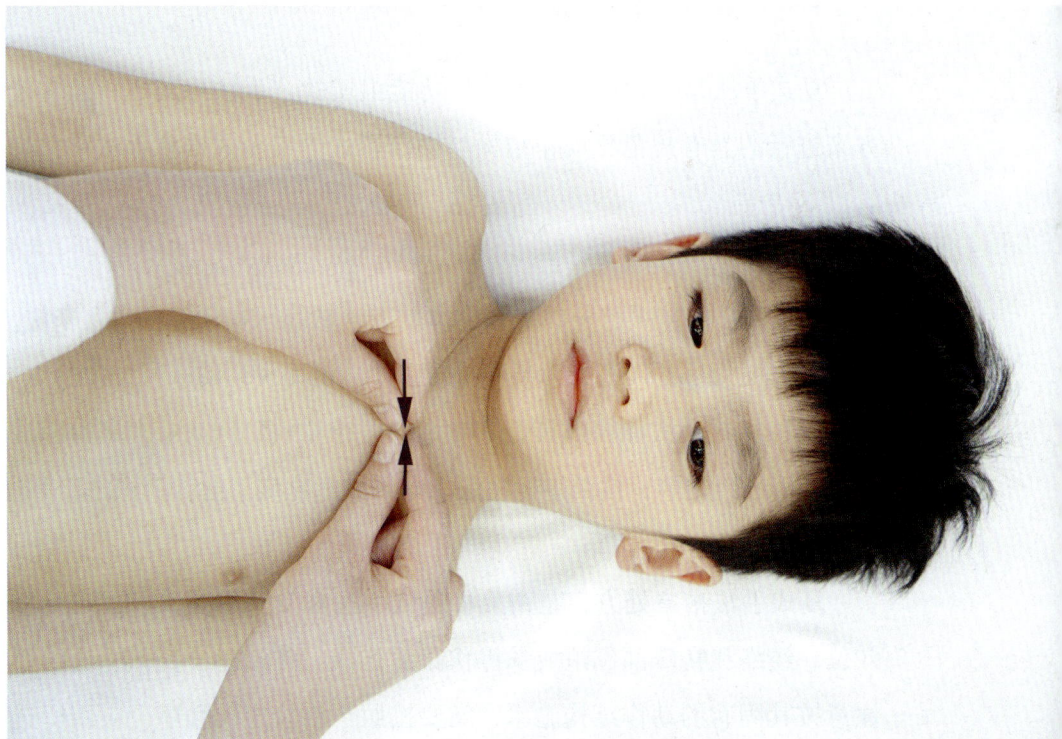

图 27　捏挤法

第三章
孙重三流派小儿推拿复式手法

第一节　概述

一、复式手法定义

复式手法是一种按照专用治疗功能组成的"手法—经穴"推拿处方来进行的具有规范化动作结构与操作程式的组合式推拿手法。它具有以下特点：

1. 专用的医疗功能

复式手法的"手法—经穴"推拿处方，从临床实用的意义上来说，可以将之视为是古代医家为某种特殊医疗功能而设计的一种推拿验方。故每一种复式手法往往都具有其专用的医疗功效。例如：水底捞明月法，专清心经之热；按弦走搓摩法，专司理气化痰、健脾消积之职等。

2. 规范化的动作结构与操作程序

复式手法推拿处方，是由几种单式手法和复合手法，以及一组由穴位、经络和特殊部位组成的操作路线构成。临诊时，每种手法既要注意按其固有的动作结构施术，又要按照严格规定的程序，应用所选定的手法，依次在经穴路线上进行规范的操作。

3.冠有专指的名称

每一个具有规范化操作程序的复式手法套路或操作程式，都冠有一个专指的名称。一是如"苍龙摆尾""凤凰展翅"等根据操作的形象而命名；二是如"摇䏏肘"等根据操作部位的名称和手法命名；三是根据操作的功用而命名，如"飞经走气""总收法"等。

二、孙重三流派"十三大手法"的渊源

复式手法大都始见于明清时期的小儿推拿专著中，古代医家称其为"大手法"或"大手术"等。由于年代、师承与各家经验等原因，历代医家总结创造的复式手法，术式繁多，提法也不同，同名异法、异法同名的现象较为普遍。有时一个名下竟有五六种截然不同的操作术式。

孙重三先生年轻时师从荣成县名老中医林椒圃，林椒圃是胶东地区颇有名望的中医师，擅治儿科病证，难能可贵的是他还精通针灸推拿，特别是小儿推拿一道。林氏把自己的经验倾囊传授给了孙重三，其中就包括了小儿推拿的"十三大手法"。

据孙重三流派代表人张素芳教授的弟子李静（山东中医药大学针灸推拿学院副教授、中医文献专业博士）研究和调查发现，孙重三流派的十三大手法，源于清代的两部小儿推拿专著:《幼科推拿秘书》和《小儿推拿广意》。

《幼科推拿秘书》为清代骆如龙（字潜庵）撰，成书于清代康熙三十年（初刻于雍正三年）。又名《幼科推拿全书》《推拿秘书》《推拿秘要》。全书共分五卷，其中卷三"推拿手法"有"十三大手法推拿注释"，正式提出了小儿推拿复式操作"十三大手法"。从名称、位置、操作和效用看，孙重三流派"十三大手法"中，有8式操作包括

摇肹肘法、黄蜂入洞法、水底捞明月法、按弦走搓摩法、二龙戏珠法、猿猴摘果法、揉脐及龟尾并擦七节骨法、按肩井法（即总收法），皆与《幼科推拿秘书》中相同，故得出结论，上 8 式操作均出自此书。

《小儿推拿广意》为清代熊应雄（字运英）编，陈世凯（字紫山）重订。约成书于清代康熙十五年，又名《幼科推拿广意》。全书共分三卷，中卷介绍手法和操作，提出了"打马过天河"等复式操作。孙重三流派"十三大手法"其余 5 式操作包括打马过天河法、飞经走气法、苍龙摆尾法、赤凤点头法、凤凰展翅法，无论是名称、位置，还是操作和效用均与《小儿推拿广意》如出一辙，因而得出结论，这 5 式操作均出自此书。只有"赤凤点头法"一式名称与之不同，《小儿推拿广意》中称"赤凤摇头"，但是位置、操作和效用皆相同。

孙重三流派传人张素芳教授说："我自己也反复印证过，孙老先生的十三大手法基本上源于《幼科推拿秘书》和《小儿推拿广意》。"

张素芳教授随孙老学习工作多年，系统地继承了孙老的学术思想，在孙老整理的基础上，张素芳教授将复式手法进一步归纳、发展，形成了操作姿势潇洒大方、操作力度刚柔相济、节奏变换简洁自然的特点，运用到临床工作中，收到了良好的治疗效果。

孙重三流派"十三大手法"沿用至今，是孙氏流派为传承小儿推拿做出的卓著贡献。目前，在全国小儿推拿界，能够完整地操作和使用复式操作者，以本流派最为突出。

第二节　孙重三流派"十三大手法"详解

　　孙重三流派复式手法总共有十三式，又称孙重三流派"十三大手法"，是孙重三先生在多年的临床工作中总结和归纳的复式手法。

一、十三大手法分述

1.摇肜肘法

　　【部位】肜肘在手和肘关节处。

　　【手法】医者先以左手拇、食、中三指托患儿之肜肘，再以右手拇、食二指插入虎口，同时用中指按定天门穴，然后屈患儿之手上下摇之。摇二十至三十次。如图28、图29。

　　【功效主治】本法具有顺气和血，通经活络的作用。用于治疗脘腹痞块、疳积等症。用于治疗气血不和所致的脘腹痞胀、夜寐不安时，可配合揉板门、掐揉四横纹、摩腹等。患儿气血不足，气机运行不畅时将该手法和补脾经、运八卦、摩中脘、按揉足三里合用，以期调和气血，补虚消胀；又如在桡骨小头半脱位的治疗结束后配合运用此手法可以通经活络，舒展筋骨，巩固疗效。文献中有寒证往里摇，热证往外摇的记载。

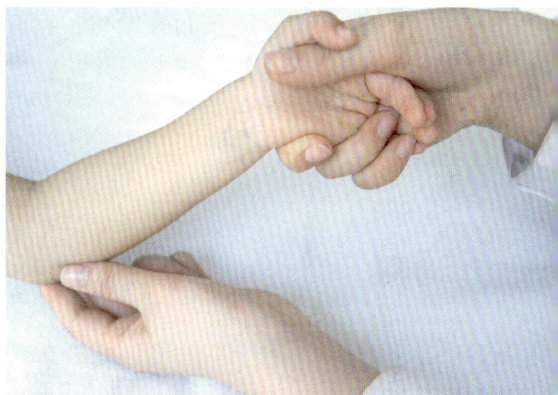

图28　摇肜肘1

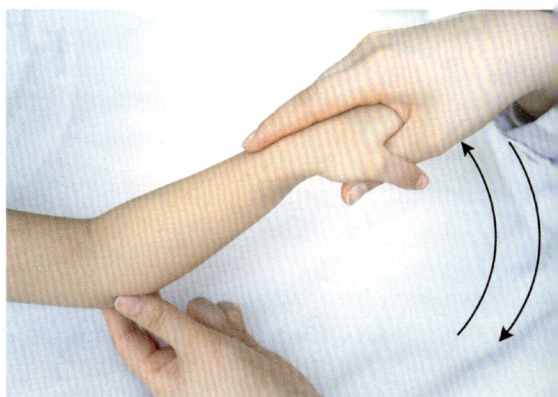

图29　摇肜肘2

2. 打马过天河法

【部位】自患儿掌心向上至洪池处。

【手法】医者先以运内劳宫法运之，然后屈患儿四指向上，以左手握住，再以食、中二指顶端自内关、间使，循天河向上一起一落打至洪池为一次。打十至二十次。又法，以食、中二指由内关起，循天河弹到洪池。如图30、图31。

【功效主治】退热，活络，通关节。本法治疗实热虚热均适宜，退热效果显著。辨证运用时本派强调要分清楚热从何来以及哪里有热。若是外感风寒而致发热，可配合推三关、揉一窝风等操作来温阳散寒，

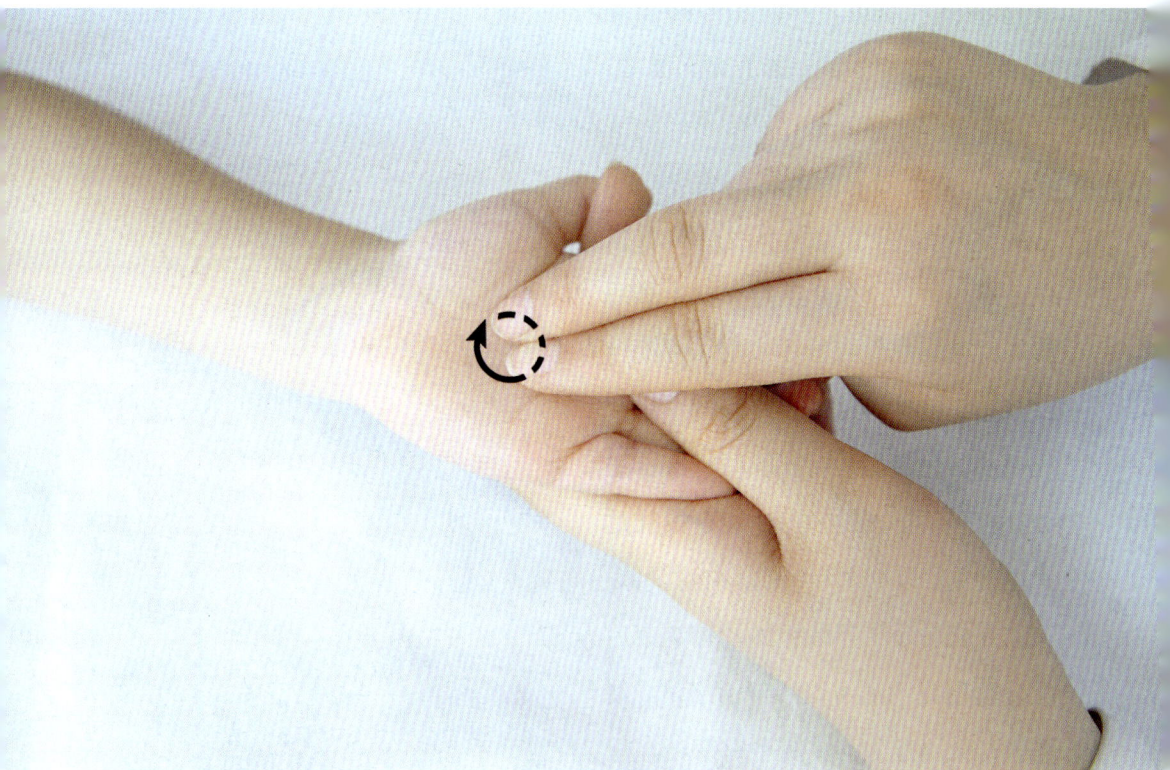

图30　打马过天河1

解表退热；若是外感风热的热病可配合清天河水、平肝清肺来疏风清热。若是内热炽盛可配合退六腑、推下七节骨等清热泻火；用于治疗高热烦躁、神昏谵语抽搐等实热病证时可配合水底捞明月、推脊、捣小天心；若是阴虚内热应用此法时应当用力轻柔，次数不宜太多。本法还能凉血，治斑疹、紫癜、皮肤干燥瘙痒等。本法属重刺激，有一定痛苦，一般放在最后操作。

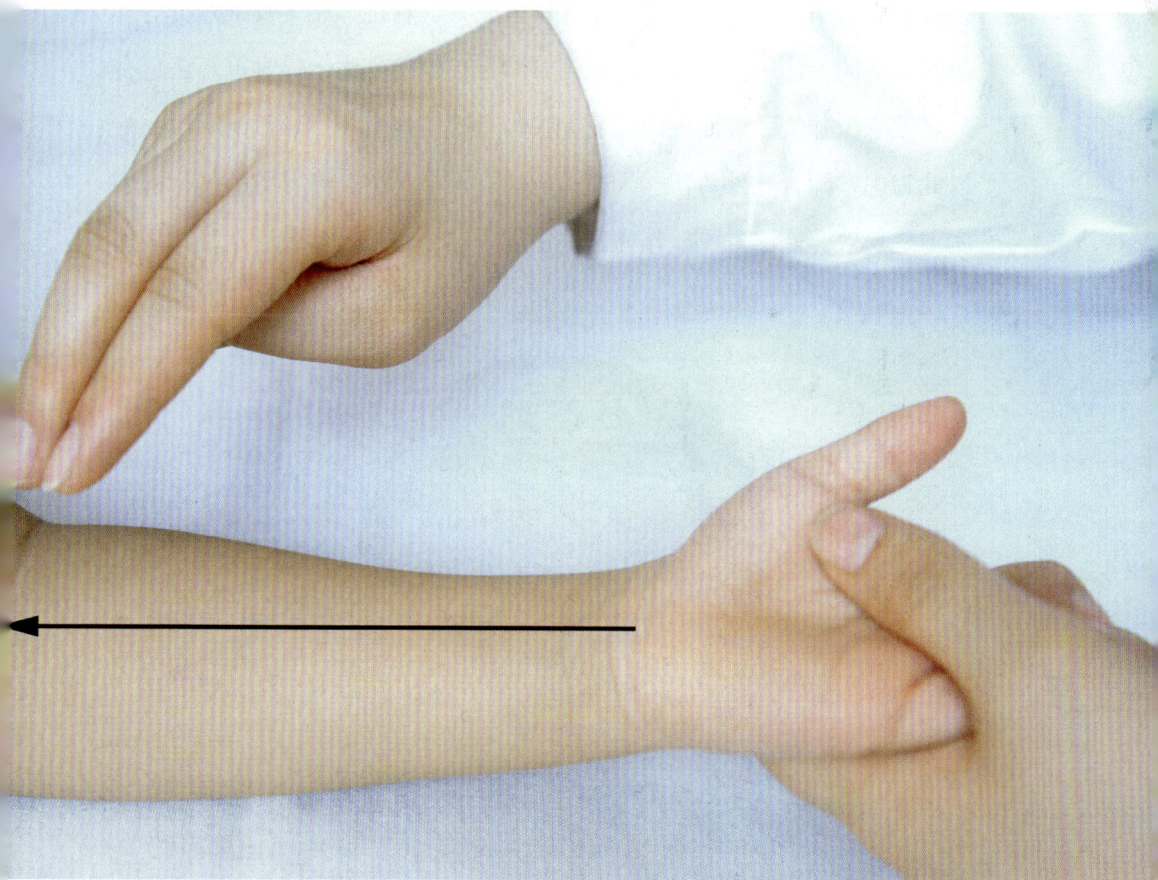

图31　打马过天河2

3. 黄蜂入洞法

【部位】在两鼻孔。

【手法】医者以左手扶患儿头部，右手食、中二指轻入患儿鼻孔揉之，二十至三十次。如图32。

【功效主治】发汗，通气，祛风寒。本法性大热，临床上常用于外感风寒发热无汗及急慢性鼻炎，鼻塞流涕，呼吸不畅等上呼吸道疾患。患儿因外感而致鼻塞时，此法必重用。多配合四大手法、拿风池等操作，通鼻窍立效。用于治疗外感风寒感冒时，可配合推三关，拿肩井，揉肺俞、风门。在过敏性鼻炎、腺样体肥大、扁桃体肥大及中耳炎等耳鼻喉疾病的治疗中，此法配合张素芳教授独创的推摩咽周淋巴环法也有显著效果。肺气亏虚而致的反复上呼吸道感染伴有鼻塞、流清涕时，常以此为主穴配合揉外劳宫、天门入虎口、推指三关，有补益肺气、固表实卫之功效。此法也可以作为家庭保健手法，每日晨起之后及晚睡之前操作此法能有效预防感冒。本法推毕，应以面色红润，微微出汗为度。

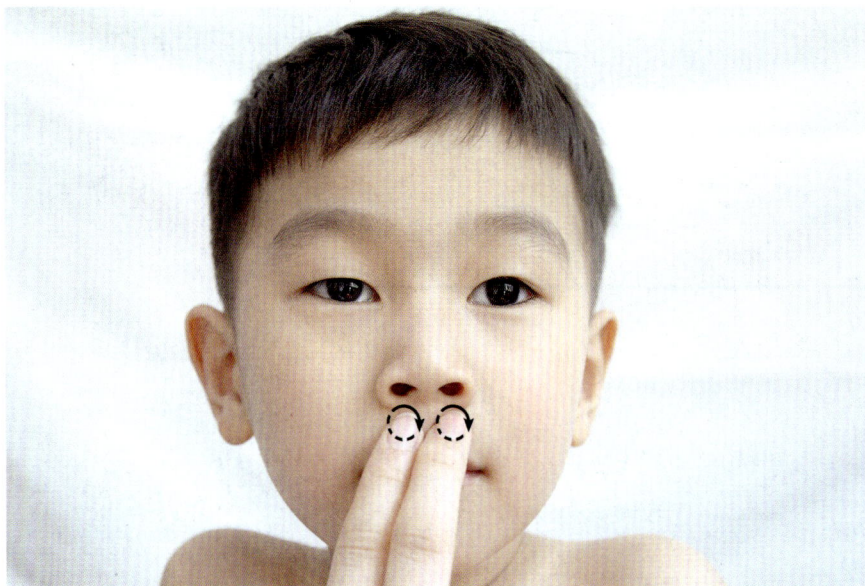

图32　黄蜂入洞

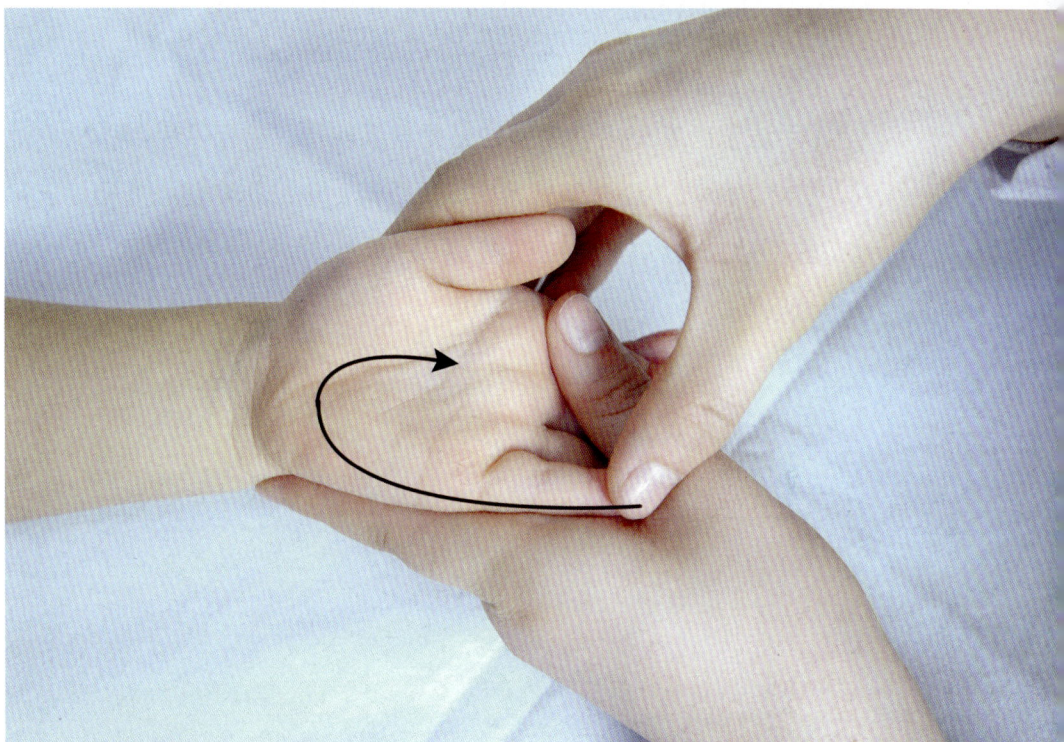

图 33　水底捞明月

4. 水底捞明月法

【部位】在小指掌面至手心处。

【手法】医者先以左手持患儿四指，再以右手食、中二指固定患儿拇指，然后以拇指自患儿小指尖，推至小天心处，再转入内劳宫为一遍。推三十至五十遍。如图 33。

【功效主治】性凉寒，能退热，取以水济火之意，是五行相克关系的具体运用。实证发热或虚证发热都可使用本法。实热多和大清天河水、推脊、退六腑合用；虚热多和补肾经、揉二马、推涌泉合用。热退后宜中病即止，不可过推。

5. 飞经走气法

【部位】自曲池至手指梢。

【手法】医者先用右手握住患儿左手四指，再用左手四指从曲池起，按之、跳之，至总经处数次。再以拇、中二指拿住患儿阴池、阳池二穴不动，然后右手将患儿左手四指向上往外，一伸一屈，连续搓二十至五十次。如图34、图35。

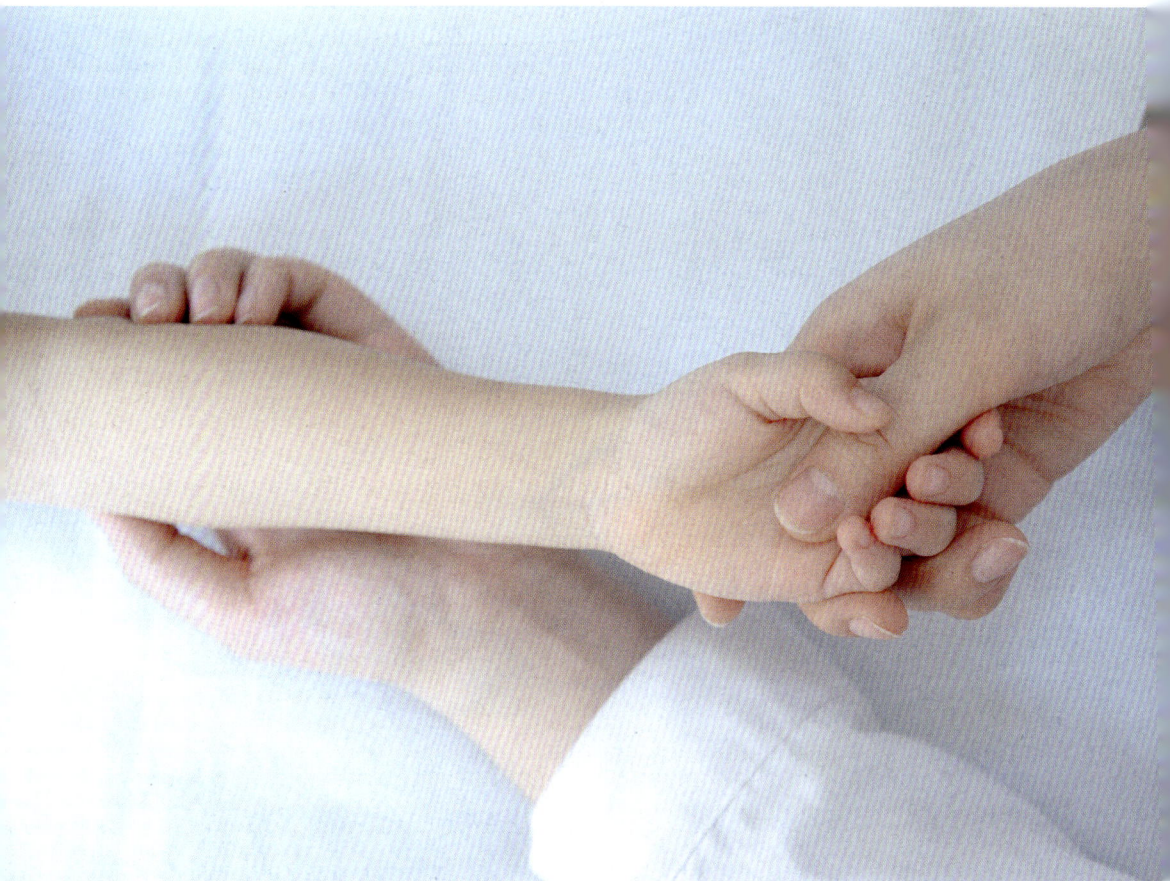

图34　飞经走气1

【**功效主治**】本法专擅气机传送，清肺化痰，善调肺脾两脏气机不利。用于肺系的咳嗽等症的治疗时常与清肺经、揉掌小横纹、推八道、分推肩胛等操作合用。用于化痰，可配合分推膻中、揉掌小横纹、补脾经。更妙的是此法在脾胃病的积滞、便秘、腹胀等症中也可以运用，多配伍清板门、清大肠、运八卦等能消积导滞，消胀除满，行气止痛。

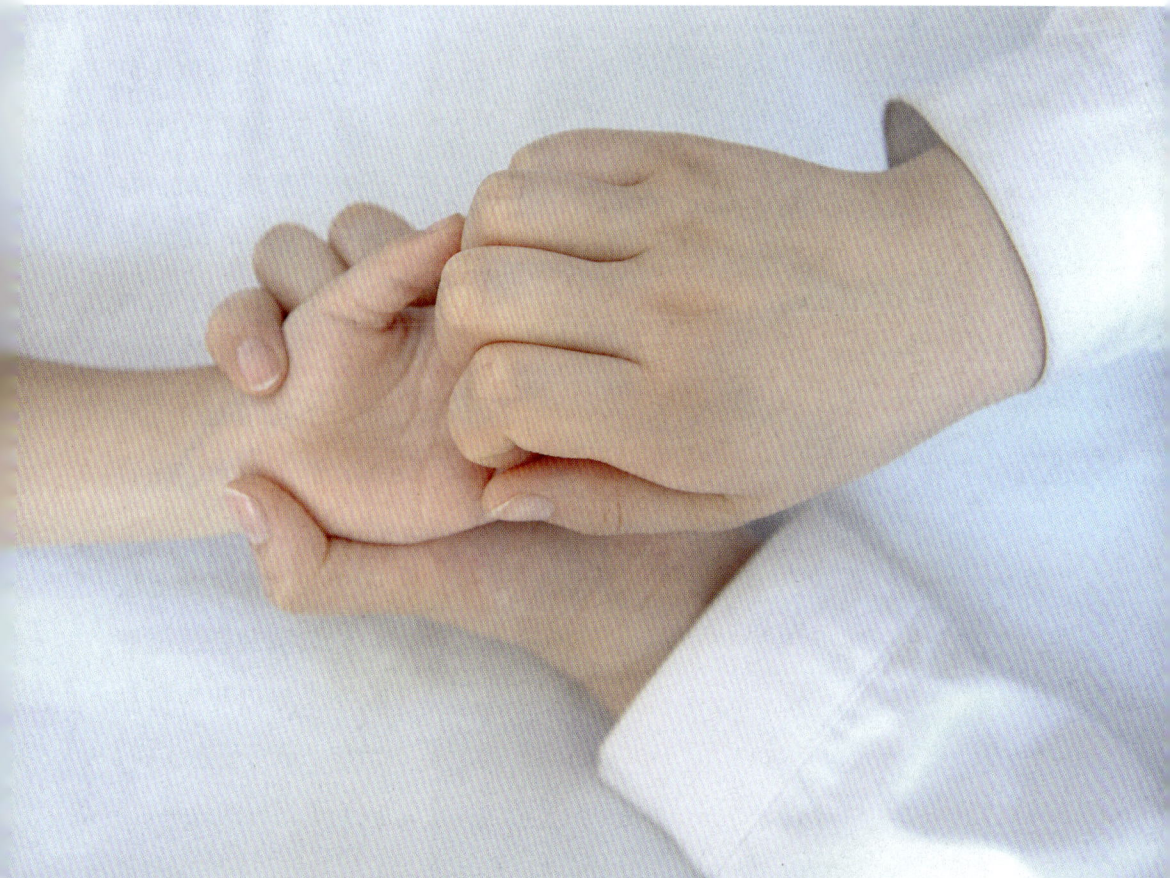

图35　飞经走气2

6. 按弦走搓摩法

【部位】从两胁至肚角。

【手法】令人抱患儿于怀中，较大的小儿，最好令其两手交叉搭在头顶上，医者以两手从患儿两胁搓摩至肚角处五十至一百次。如图36。

【功效主治】顺气，化痰，除胸闷，开积聚。此法操作从腋下到平肚角，走行线路较长，能通调上、中、下三焦气机，主要用于积痰积滞引起的胸下不畅，咳嗽气急，痰喘积聚等症。在上配合推八道等能开胸化痰、清散上焦之热，用于治疗胸中痰浊不化时，可上下搓擦，以温热为度。中焦配合分腹阴阳、摩中脘等能消胀除满，用于治疗食积腹胀时，在胃脘部操作时间宜长，力度偏大，以使宿食下行。在下配合顺摩腹、拿肚角能行气止痛，泄下通便。结合经络走行及解剖结构，张素芳教授认为此法最能健脾和胃，疏肝利胆，并以此为指导治疗了诸多情志疾病，收到了很好的效果。

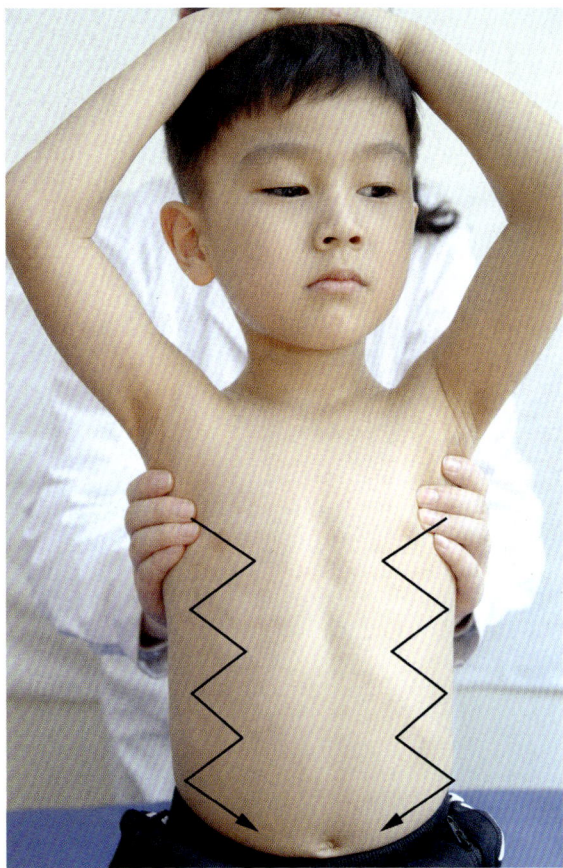

图36　按弦走搓摩

7. 二龙戏珠法

【部位】在前臂正面。

【手法】医者以左手持患儿手，使掌心向上，前臂伸直，右手食、中二指自患儿总经处起，以指头交互向前按之，直至曲池为一遍。按二十至三十遍。如图 37。

【功效主治】此法能镇惊定搐，调和气血，清心除热，治疗夜寐不安。临床上多和捣小天心、清肝经、补肾经同用，主治表里不和的惊惕不安、四肢抽掣等症。操作时宜根据患儿病情虚实调整手法力量。用于安神时可配合摩囟门、运八卦、猿猴摘果。

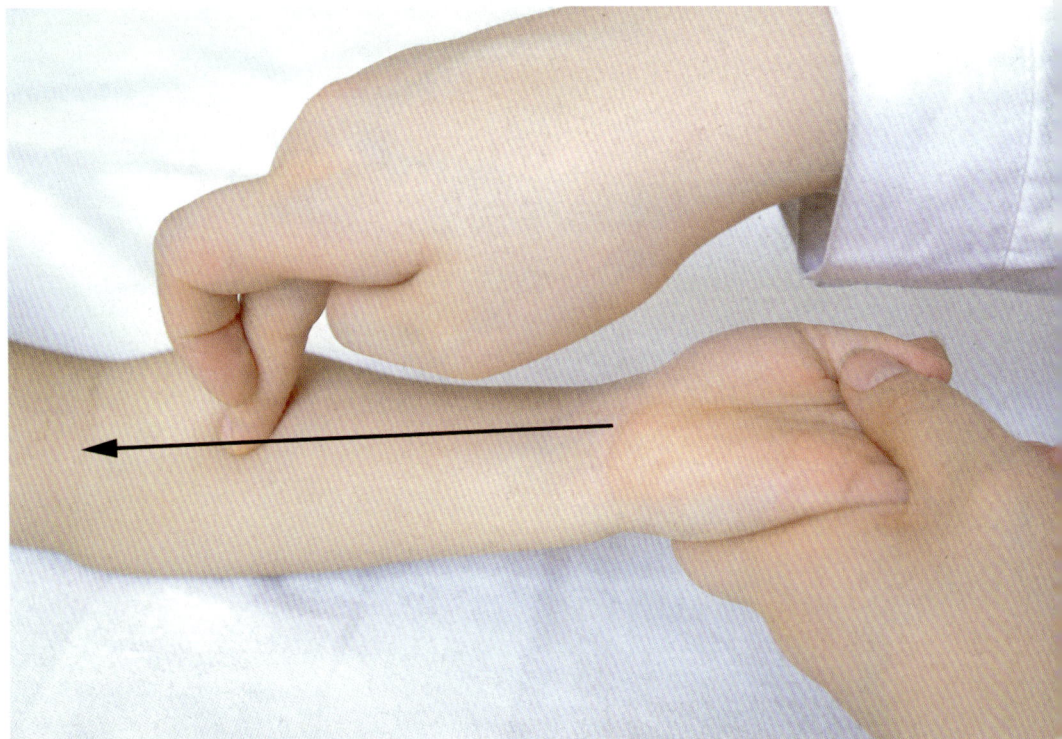

图 37　二龙戏珠

8. 苍龙摆尾法

【部位】在手及肘部。

【手法】医者用左手托患儿胛肘，右手握患儿食、中、无名、小指，左右摇动如摆尾之状。摇二十至三十次。如图38。

【功效主治】本法具有退热结，宽胸膈，通二便的作用。用于治疗外感病热实结胸证或阳明热盛大便秘结。用于治疗外感热实结胸时，可配合平肝经、大清天河水、退六腑。用于痰热壅肺、腑气不通时常配伍推八道、按弦走搓摩、清大肠、顺摩腹、推下七节骨等。用于治疗阳明热盛大便秘结时，可配合清胃经、推脊、推下七节骨。治疗二便不通时，不可强求便出，可适当配合灌肠术或导尿术，以免延误病情。本法不可单独用于通导二便。

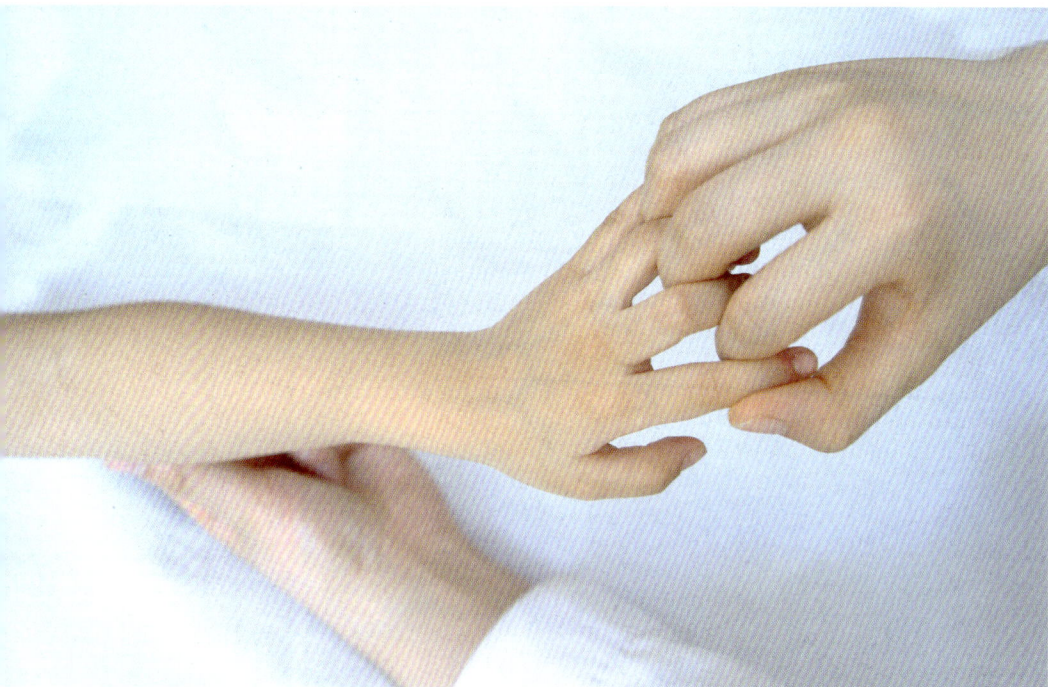

图38　苍龙摆尾

9. 猿猴摘果法

【**部位**】在两耳尖及两耳垂。

【**手法**】医者以两手食、中二指夹住患儿两耳尖向上提十至二十次，再捏两耳垂向下扯十至二十次，如猿猴摘果之状。如图 39、图 40。

【**功效主治**】定惊悸，除寒积。具体操作时既可双耳同时操作，也可以先做一边再做另一边。该操作法既除寒又能祛热，故在临床上常用于寒热往来，疟疾等症。患儿夜眠不安，惊悸哭闹时常配伍捣小天心、掐心经、抚脊。在治疗惊惕不安、夜啼、发热抽搐时，要辨清寒热虚实。手法操作必须轻柔。

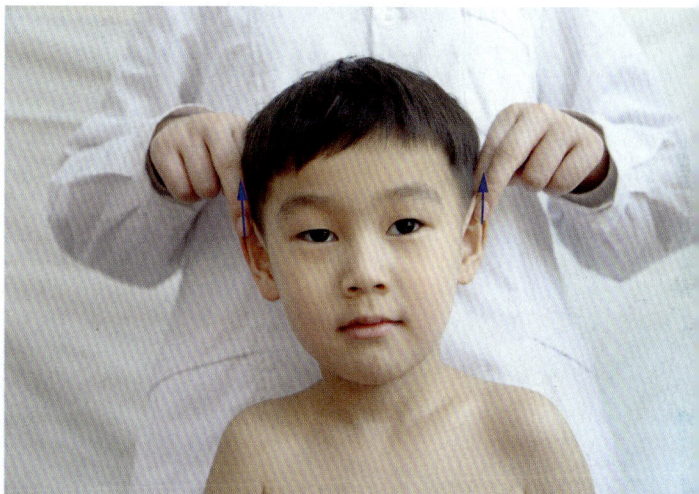

图 39　猿猴摘果 1

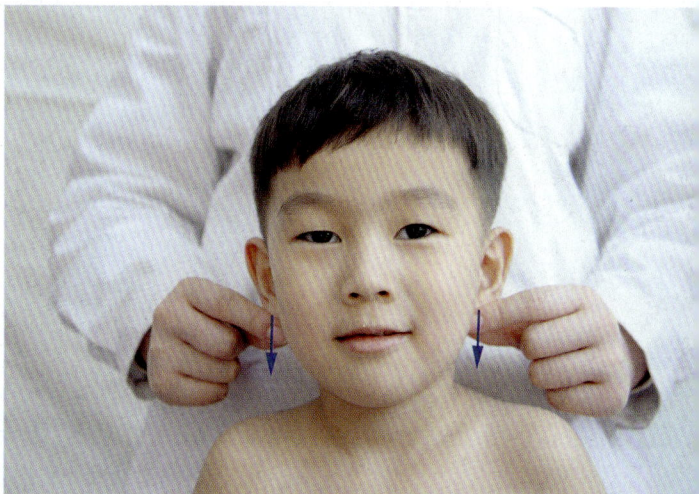

图 40　猿猴摘果 2

10. 揉脐及龟尾并擦七节骨法

【部位】在肚脐及第七胸椎下至尾闾骨端（即龟尾）。

【手法】先令患儿仰卧，医者一手揉脐，另一手揉龟尾。揉毕再令患儿俯卧，自龟尾推至七节骨为补；反之为泻。如图 41、图 42。

【功效主治】本法具有通调肠腑，和血顺气的作用。用于治疗小儿腹泻、便秘、脱肛等病证。若

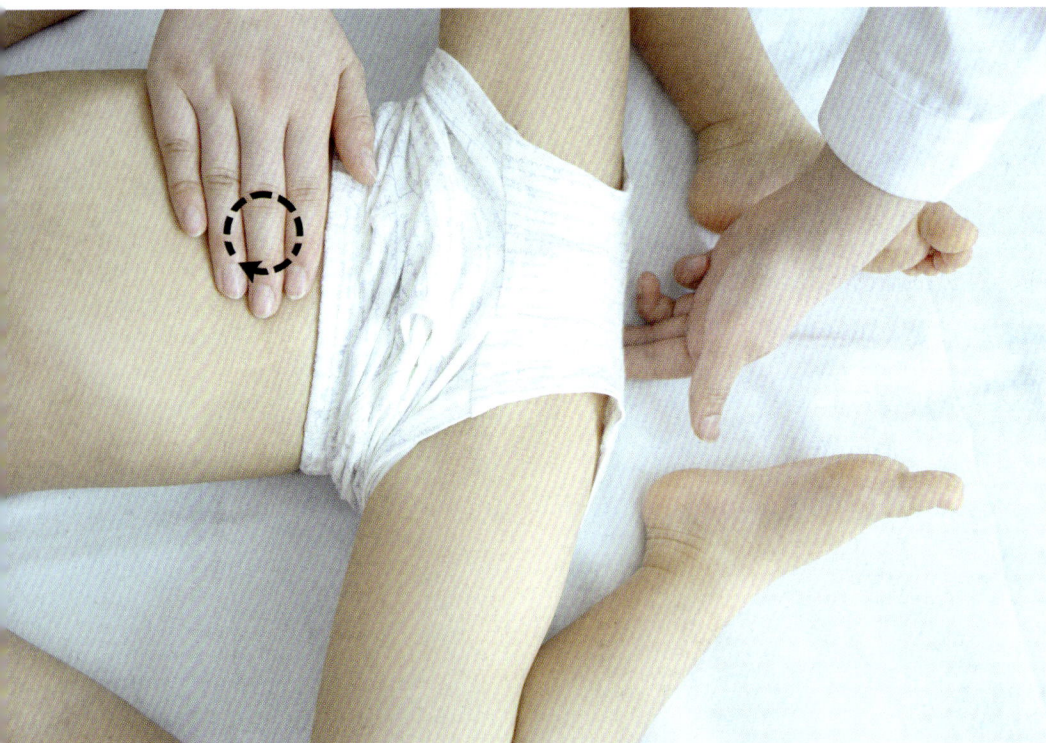

图 41　揉脐及龟尾并擦七节骨 1

赤白痢需先自七节骨擦下龟尾，先泻去大肠热毒，待邪热祛尽方可固涩止泻，避免闭门留寇；若是虚证可直向上推七节骨，有补虚固脱之效。治疗便秘时多用泻法。现在临床运用中为保护患儿隐私常将此法分解为三步。患儿仰卧位揉脐，再俯卧位揉龟尾，然后在龟尾七节骨之间推拿。推拿时要注意手法的方向、轻重、快慢，以求手法的补泻作用，达到预期的疗效。

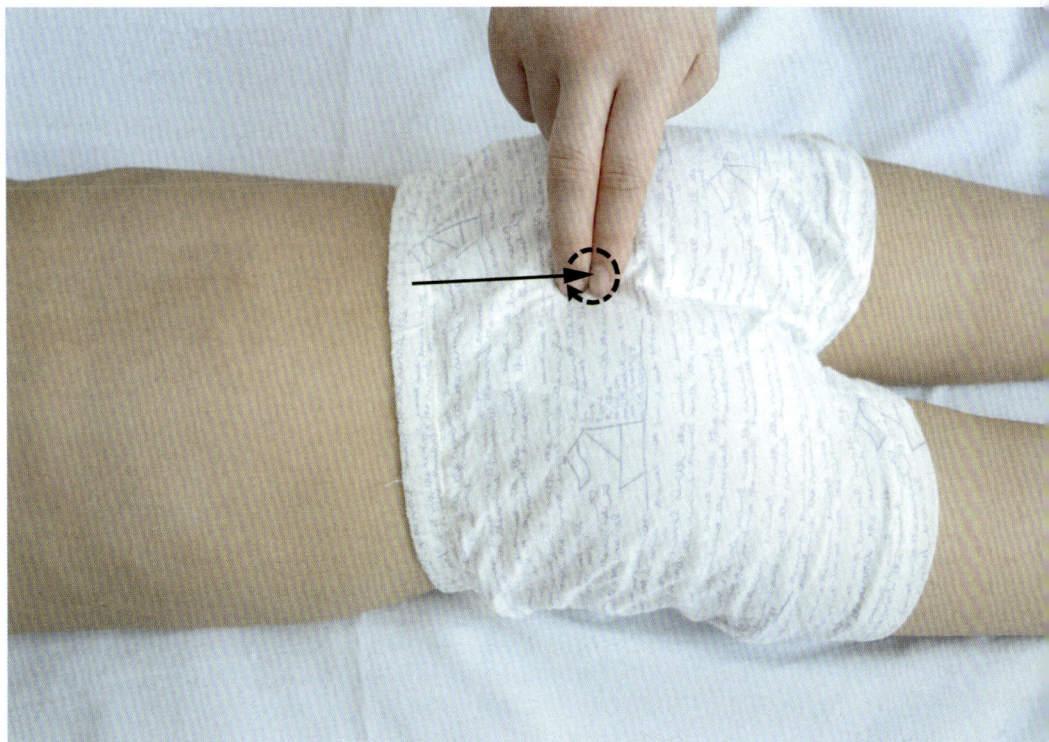

图 42 揉脐及龟尾并擦七节骨 2

11. 赤凤点头法

【**部位**】在手中指及肘部。

【**手法**】医者用左手托患儿肘肘，右手捏患儿中指上下摇之，如赤凤点头之状。摇二十至三十次。如图43。

【**功效主治**】消膨胀，定喘息，通关顺气，补血宁心。此法在患儿中指操作，取义手厥阴心包经，故名赤凤。配合捣小天心、补脾经、补肾经、运八卦等补血宁心；配合推肩胛、分腹阴阳、按弦走搓摩、飞经走气等则能定喘消胀，通关顺气。

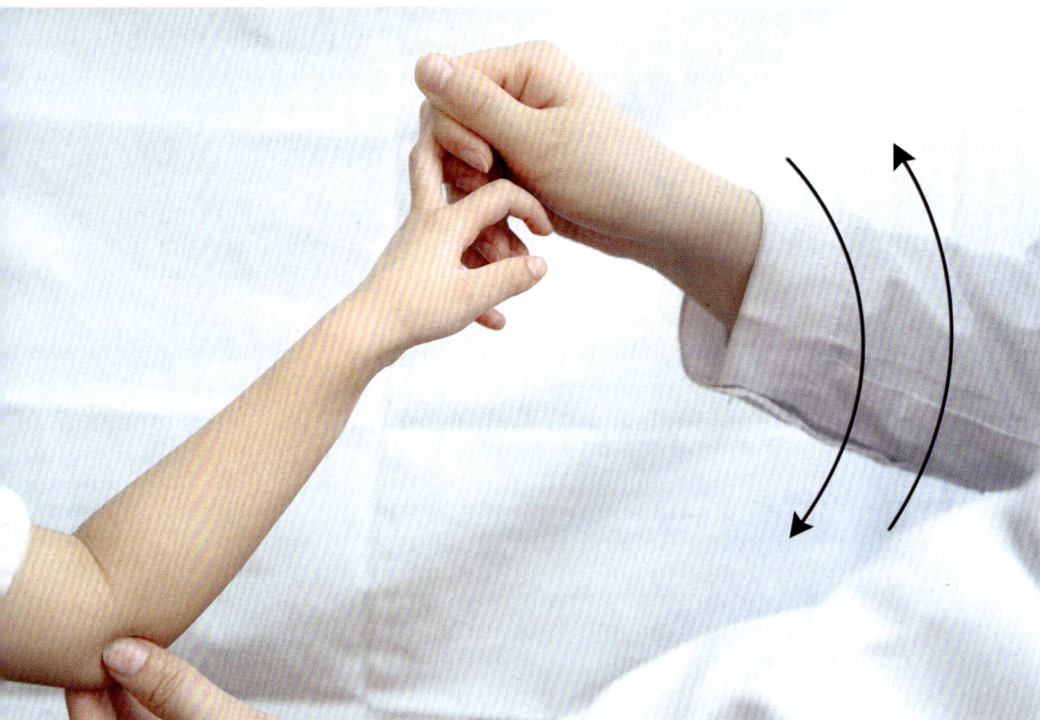

图43　赤凤点头

12. 凤凰展翅法

【部位】在手背部。

【手法】医者以两手食、中二指，固定患儿腕部，同时以拇指掐患儿精宁、威灵二穴，并上下摇动如凤凰展翅之状，摇二十至五十次。如图44。

【功效主治】本法具有和气血，救暴亡，舒喘胀，除噎，定惊的作用。主治黄肿、痰鸣、昏厥。用于治疗黄肿时，可配合补脾经，揉丰隆、三阴交。用于救急开窍时，可配合掐人中、牙关、印堂等穴。孙重三流派常用急救手法有掐、拿等，比如掐人中、掐承浆、拿合谷、拿委中、拿承山等，根据具体症状灵活选用手法和穴位。本法属重刺激手法，操作次数宜少，注意不要掐破皮肤。

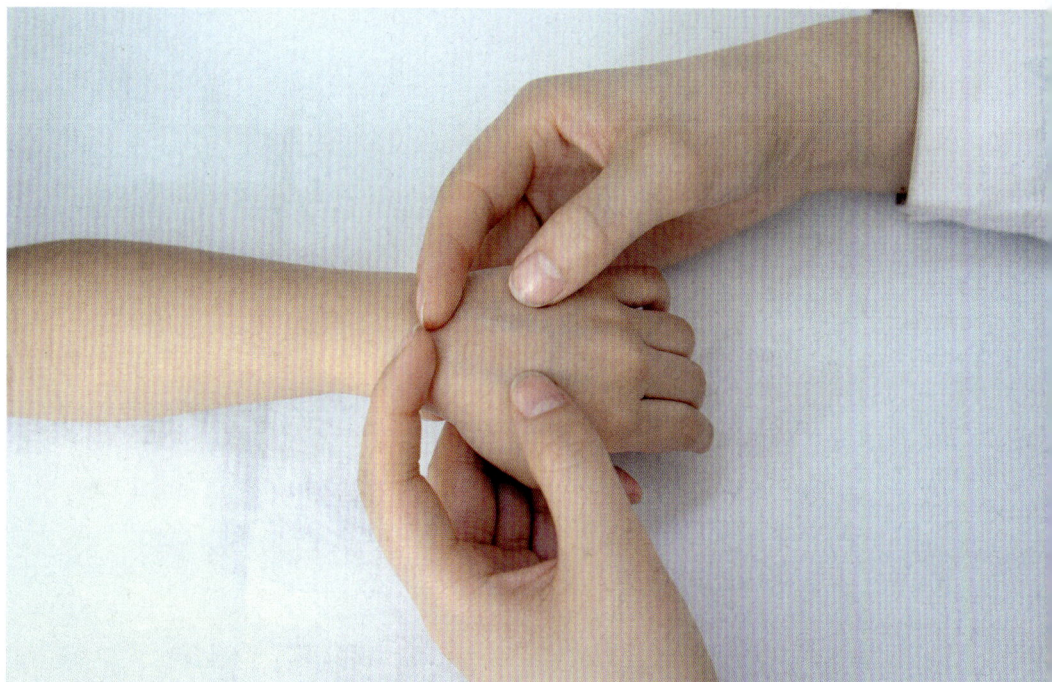

图44　凤凰展翅

13. 按肩井法（即总收法）

【部位】在手食指、无名指及肩部。

【手法】医者以右手中指，掐按患儿肩井穴（在缺盆上，大骨前一寸半陷中），再以左手拇、食、中三指紧拿患儿食指和无名指，使患儿上肢伸直摇之。摇二十至三十次。如图45。

【功效主治】能通行一身之气血，诸症推毕，均宜此法收之。肩井为大关津，主治感冒，上肢酸痛，预防疾病复发。用于治疗感冒、上肢酸痛时，可配合拿曲池、合谷。在治疗结束时按而摇之能关闭津门，防汗出复感。体现了未病先防，既病防变的治疗理念。牵拉并摇动患儿上肢时，注意不可过度用力，以免小儿肩、肘关节脱位。

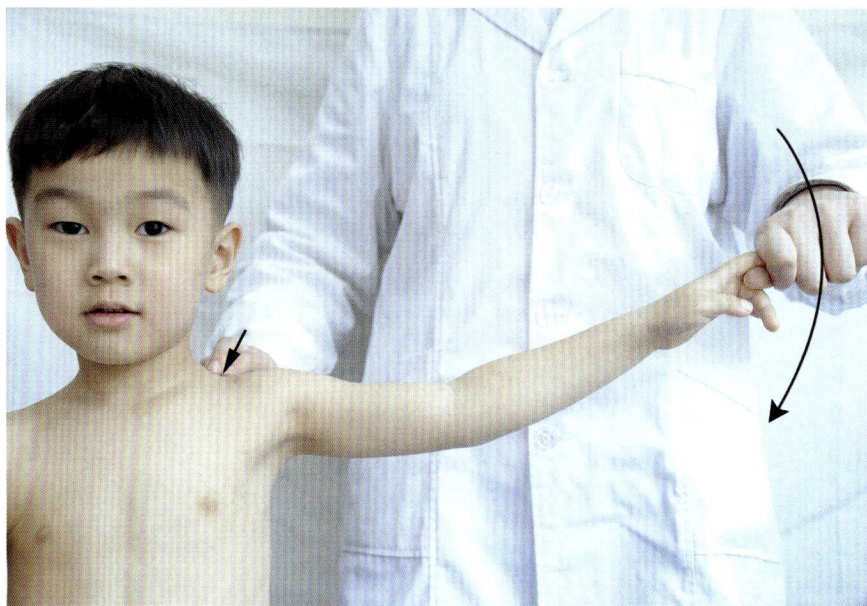

图45　总收法

二、十三大手法应用技巧

复式手法作为小儿推拿中的一种特定操作术式，自明清以来一直沿用至今，经实践证明有较高的医疗价值，并在临床上得到广泛应用。在学习复式手法时，要求操作者严格遵循其动作结构的要求，规范操作，体位正确，姿势自然顺畅美观。只有熟练掌握各项操作要领，方能在临床运用自如，取得更好疗效。

临床运用十三大手法时，并非一成不变地程式化操作，而是根据病情的需要，灵活变化推拿的方向、施术的力度、手法的频率，使得同一手法具有了多种功效，既可以祛邪实，又可以补正虚，或者补中寓泻，或者泻中寓补，因而泻邪实而不伤正，补正虚而不留邪。比如：运用揉脐及龟尾并擦七节骨法治疗热泻时，须向下擦七节骨，达到泻热通便的目的，而在治疗脾虚泻时，须向上擦七节骨，起到补虚固涩的作用。还有按弦走搓摩法、飞经走气法，如果用于行气则手法轻而快，用于化痰则手法重而缓。再如，赤凤点头法用于虚寒性腹痛时，手法操作轻柔和缓，以通关顺气、温中祛寒，用于热吐则上下摆动幅度大，摆动有力，频率快，以起到消积除胀、通关泄热的作用。

复式手法的临床应用范围越来越大，如治疗过敏性鼻炎、变应性鼻炎、腺样体肥大、阻塞性中耳炎、新生儿突发鼻塞流清涕张口喘气等，在辨证基础上加黄蜂入洞、天门入虎口，很快能缓解鼻塞气急；咳嗽连声不断，昼以继夜，可配以飞经走气法、按弦走搓摩法，治疗一两次后，连咳可终止；小儿不寐证即西医学称之为小儿睡眠障碍综合征，其原因复杂，很难对症用药，往往使家长心身疲惫、焦虑不安，而处方中配以赤凤点头法、二龙戏珠法、摇肿肘法，很快使气血调和，阴阳平衡。此类例子数不胜数，只要用心练习，正确辨证，合理搭配，祛除病魔拈手即来。

十三大手法的精华是利用肢体骨节屈伸摇动，使百节通利，邪气外泄，脏气内固，从而提高疗效。而在操作过程中，又缓解了患儿的紧张情绪，缩短了医患情感距离，患儿家长满意，提高了小儿推拿社会认可度。十三大手法是孙重三小儿推拿的重要组成部分，是孙重三小儿推拿的精华之一，在国内小儿推拿各派中特色鲜明，独树一帜。

三、注意事项

本类手法因为具有手法与经穴路线在操作上有严格的约定程式的特点，故在操作时要注意以下几点：

1. 手法操作时，先后次序的层次要分明，手法之间的配合与衔接要流畅。

2. 所选定的经络某段路线、穴位连线及部位区域的配合，先后排列要清晰。

3. 本类手法在操作时，往往还有一些动作的配合，如边操作边用口吹气等，以起到与治疗手法的协同作用，故要注意做到协调与适度。

4. 有些复式手法中还应用或需配合关节被动运动手法，由于小儿肢体柔弱，在做被动运动手法时，注意动作要婉转顺畅，切不可用暴力。

第四章

孙重三流派小儿推拿常用穴位

　　小儿推拿的穴位主要包括特定穴、经穴、经外奇穴、经验穴、阿是穴等，通过手法刺激穴位以调节脏腑经络气血运行，最终达到治病的目的。本章主要说明常用穴的部位、操作、功效、主治及临床应用。在辨证立法的基础上，根据病情的需要，选择适宜的穴位，指定必要的次数，配以相应穴位。在手法中提到的推运次数，一般是按照年满一岁小儿制定，至于次数的多少，还应根据小儿年龄的大小、体质的强弱、病情的轻重而增减。另外，在部位里提到的分寸，是按小儿的"中指同身寸"（即中指中节侧面两横纹尖相隔的距离，折作一寸）而言；此外，取穴定位方法还包括体表解剖标志法、折量寸法、横指同身寸法、简便取穴法等，具体按照穴位位置来定。常用穴位介绍如下：

第一节　头面颈项部穴位

1. 天门

【部位】自眉心至前发际线处。

【操作】令患儿仰卧，医者站于患儿头上方，两手扶住儿头，两拇指自眉心起，轮换直上推至发际。推 30 ～ 50 次。如图 46。

【功效】疏风解表，开窍醒脑，镇静安神。

【主治】惊风，惊悸，感冒发热，目上视，风痫，呕吐，头痛，目眩，喘咳，精神萎靡。

【临床应用】常用于外感发热、头痛等症，多与运太阳、推坎宫等合用；若惊惕不安，烦躁不宁，多与清肝经、按揉百会等配伍应用。对体质虚弱出汗较多、佝偻病患儿慎用。

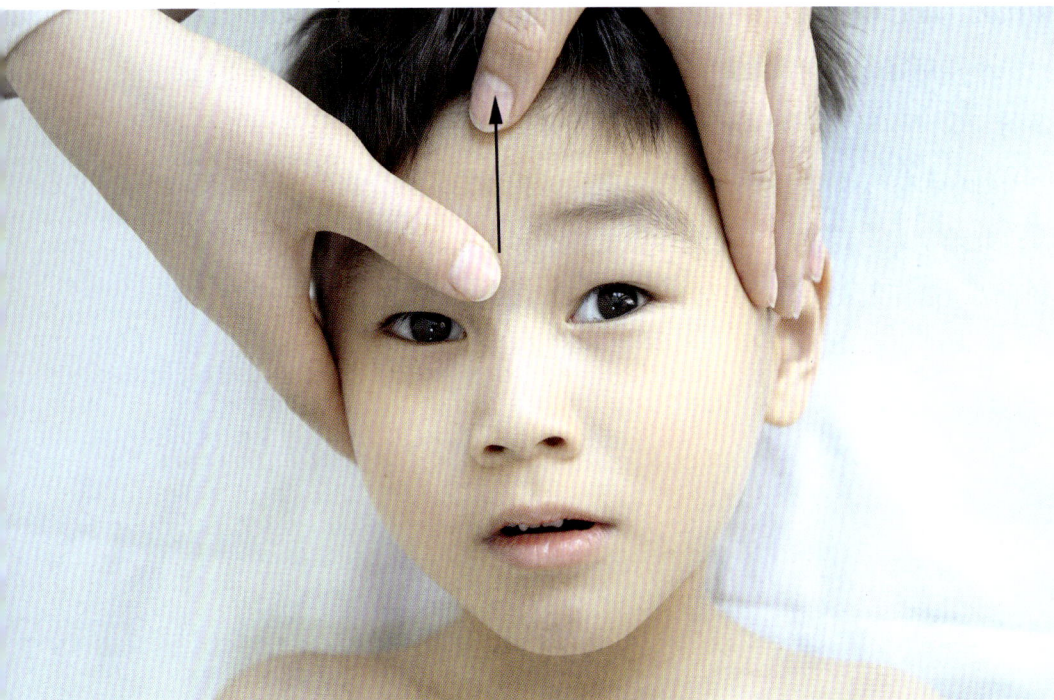

图 46　天门

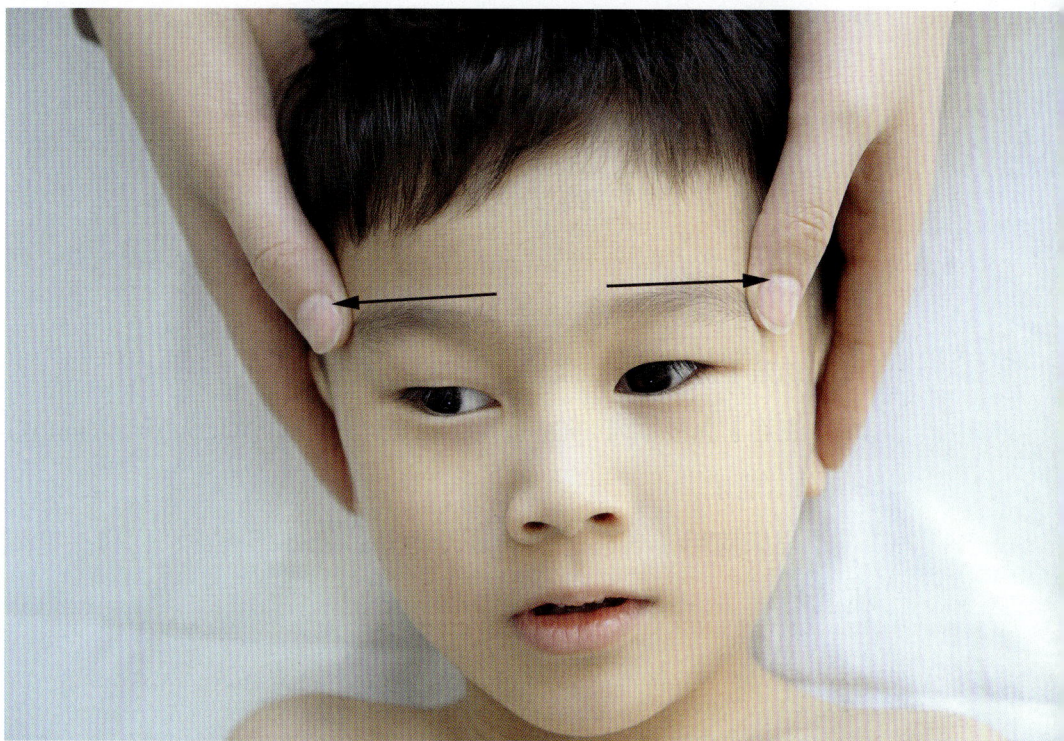

图 47　坎宫

2. 坎宫

【部位】眉上 1 寸，直对瞳孔。

【操作】医者以两手对捧患儿头部，先以拇指掐坎宫一下，再以两拇指顶的桡侧面自大天心向外分推至坎宫。推 20 ～ 30 次。如图 47。

【功效】疏风解表，醒脑明目，止头痛。

【主治】除昏迷，提精神。主治外感发热，目上视，目眵，目痛，头痛，惊风。

【临床应用】治疗外感发热、头痛，多与开天门、运太阳等合用，以疏风解表；治疗目赤痛，多和清肝经、掐揉小天心、清天河水等合用，以清肝明目；治疗近视、斜视、睑废则常与揉睛明、阳白、鱼腰、瞳子髎、四白等合用，以舒筋通络，明目纠偏。亦可推后用掐按法，以增强疗效。

3. 太阳

【**部位**】在两眉后凹陷中。

【**操作**】医者以两手托患儿头部，再以两拇指运之，向前为补，向后为泻。运 20 ～ 30 次。如图 48。

【**功效**】疏风解表，清热，明目，止头痛。

【**主治**】急慢惊风，心热，烦躁，感冒无汗，偏正头痛，头昏，口眼㖞斜，遗尿。

【**临床应用**】若外感表实证用泻法；若外感表虚、内伤头痛用补法。

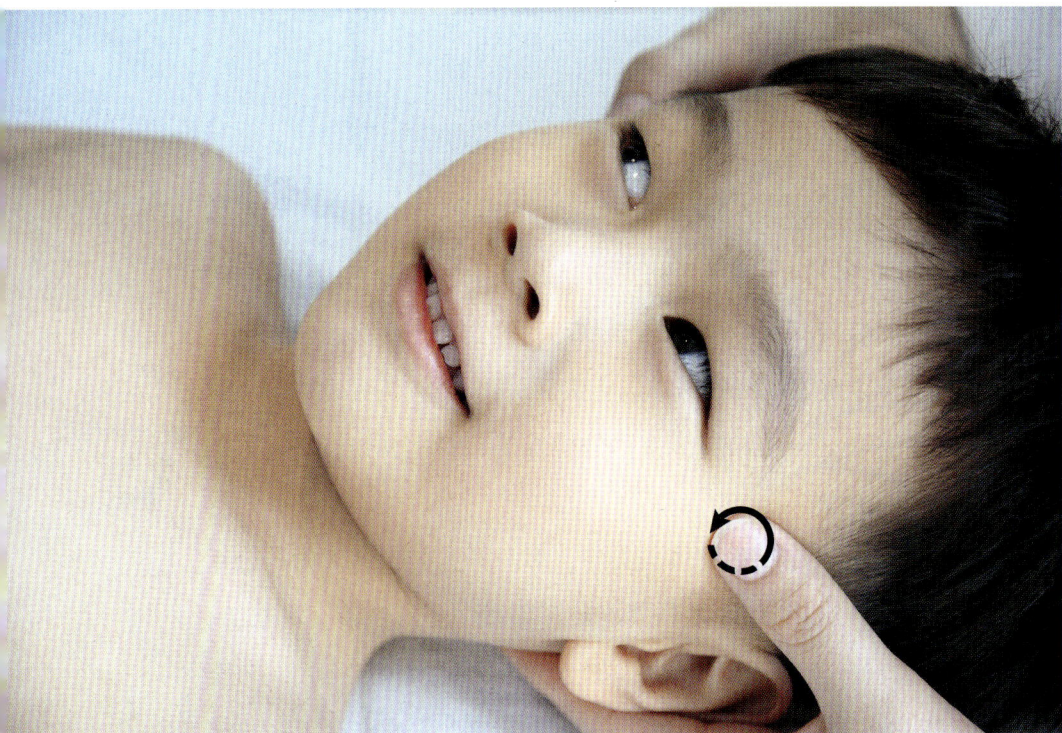

图 48　太阳

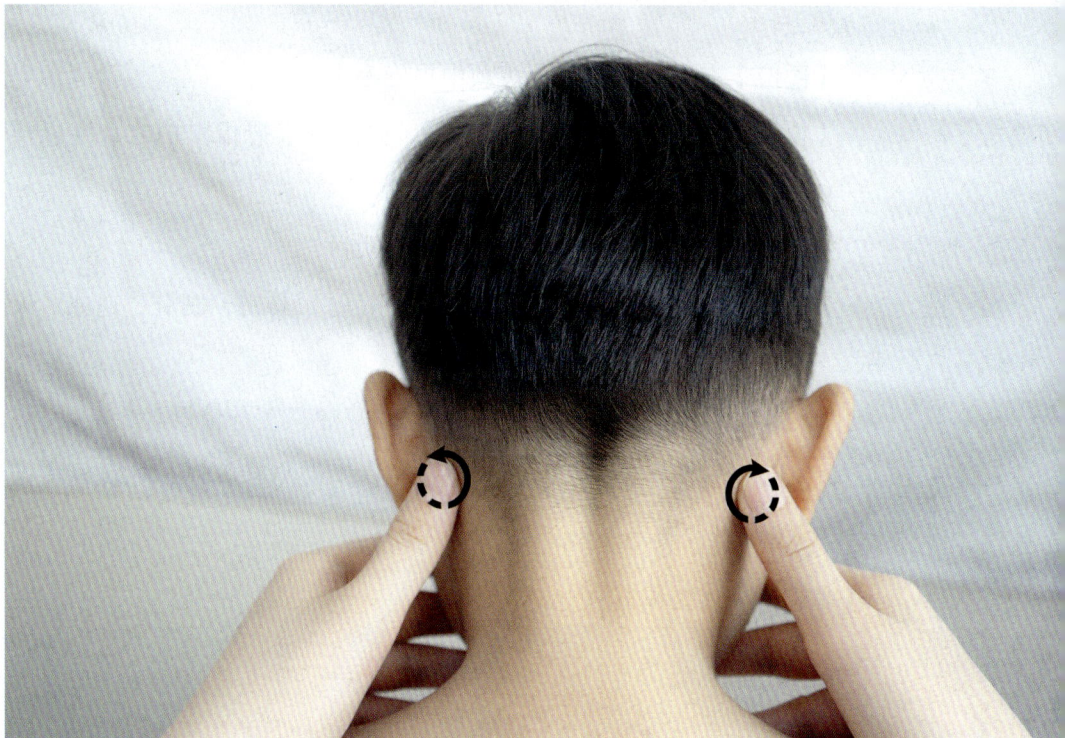

图 49　耳后高骨

4. 耳后高骨

【部位】在耳后高骨微下处陷中（即耳后高骨下方凹陷处）。

【操作】医者以两手托儿头部，再以拇指或中指运之，向前为补，向后为泻。运 20 ～ 30 次。如图 49。

【功效】疏风解表，安神除烦。

【主治】惊风抽搐，烦躁不安，外感头痛，痰涎。

【临床应用】治疗感冒头痛，多与推攒竹、推坎宫、揉太阳等合用；治疗神昏烦躁等症，与清肝经、清心经、掐小天心、清天河水合用。

5. 百会

【**部位**】在两耳尖直上，头顶中央旋毛中。

【**操作**】医者以左手扶患儿头部，再以右手拇指甲掐之，继以揉之。如图 50。

【**功效**】安神镇惊，升阳举陷，开窍明目。

【**主治**】惊风，惊痫，头痛，目眩，鼻塞，耳鸣，脱肛，遗尿，失眠，夜啼。

【**临床应用**】治疗惊风、惊痫、烦躁等症，多与清肝经、清心经、掐揉小天心等合用；治疗遗尿、脱肛等症，常与补脾经、补肾经、推三关、揉丹田合用。

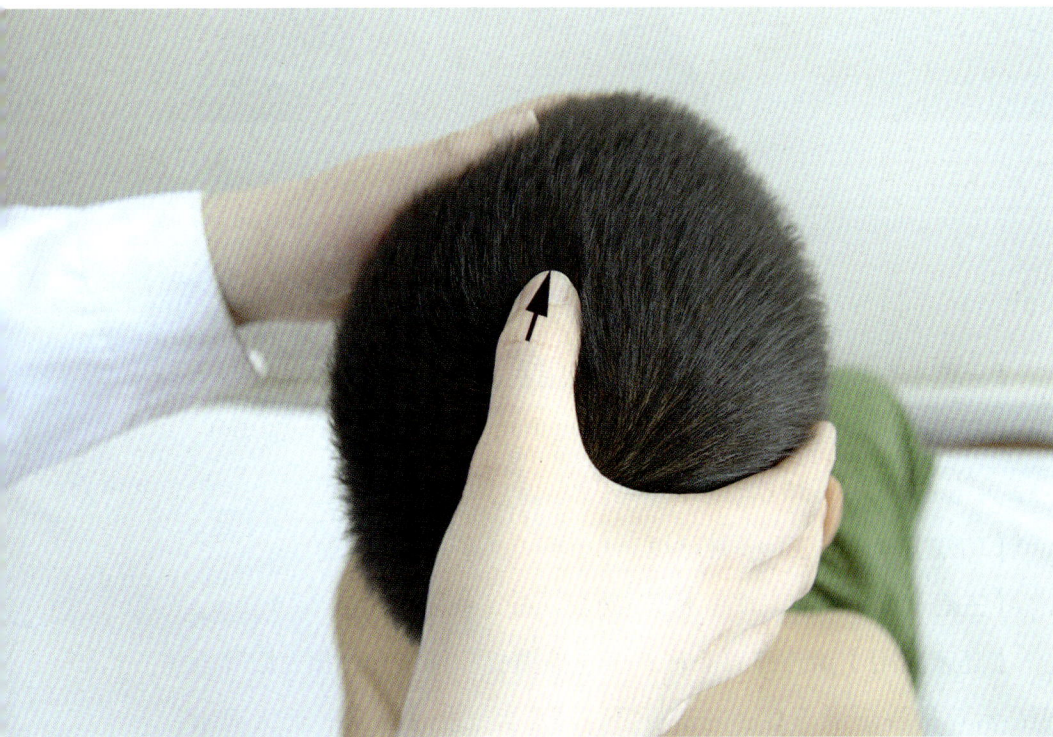

图 50　百会

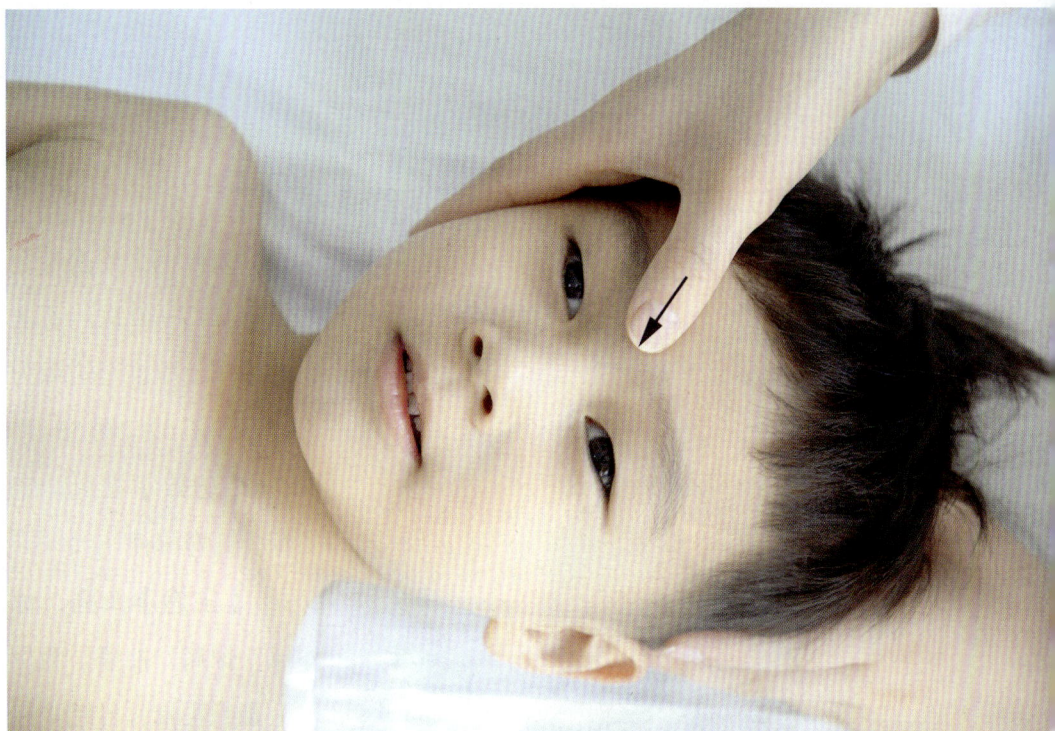

图 51　印堂

6. 印堂

【部位】印堂，又名眉心，即两眉中间。

【操作】医者左手扶患儿头部，右手拇指侧面自眉心向上推至天庭，推 20～30 次，继以拇指甲掐之。如虚寒证或慢惊风，不掐为宜。如图 51。

【功效】开窍提神，除昏迷，止抽搐。

【主治】感冒，头痛，惊风，眩晕，惊痫，目斜眼翻，不省人事，鼻渊，鼻塞。

【临床应用】本穴为经外奇穴，又称眉心、大天心。治疗感冒、头痛用推法，多与开天门、推坎宫、运太阳等合用；治疗惊厥用掐法，多与掐人中、掐十宣合用。用灸法，治疗小儿痉挛、小儿脑膜炎、眩晕、头汗。该穴还可作为望诊用。

7. 囟门

【部位】在前发际正中直上，当百会前陷中。

【操作】医者以两手托患儿头部，再以两拇指自发际向上轮换推至囟门，推 30 ～ 50 次。再自囟门向两旁分推之，推 20 ～ 30 次。若囟门未闭，应推至边缘为宜。如图 52、图 53。

【功效】祛风，定惊，开窍醒神。

【主治】头痛，惊风，惊痫，抽搐，两目上翻，头晕，目眩，衄血，鼻塞，解颅，神昏烦躁。

【临床应用】治疗头痛、惊风多与开天门合用，以醒脑宁神；治疗鼻塞多与揉迎香、掐年寿合用，以通窍。婴儿在 12 ～ 18 个月，前囟门方能闭合，临床操作时，对囟门未闭者，切不可用力按压。本穴还可用于诊断，囟门凹陷者为气虚，为液脱；囟门隆起者为高热。

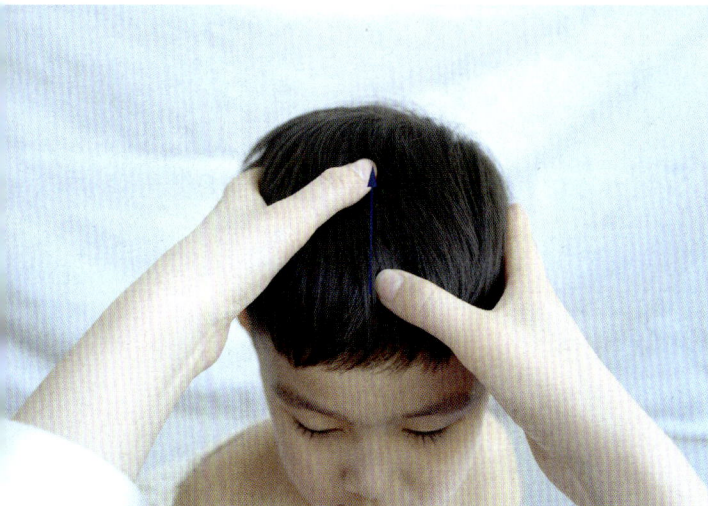

图 52　囟门 1

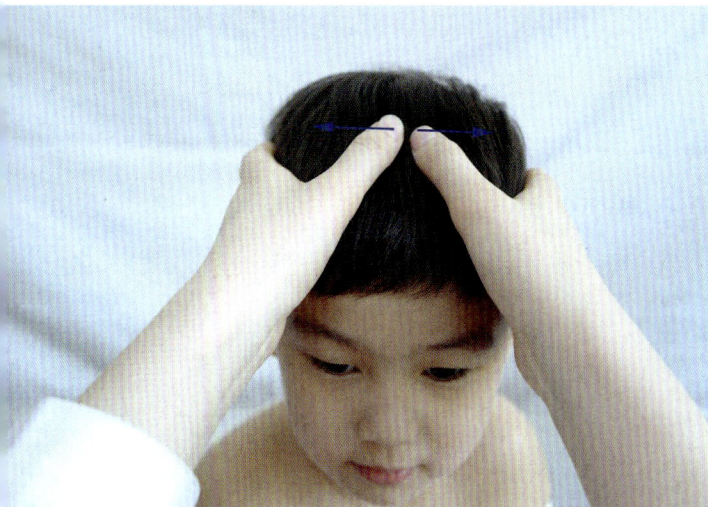

图 53　囟门 2

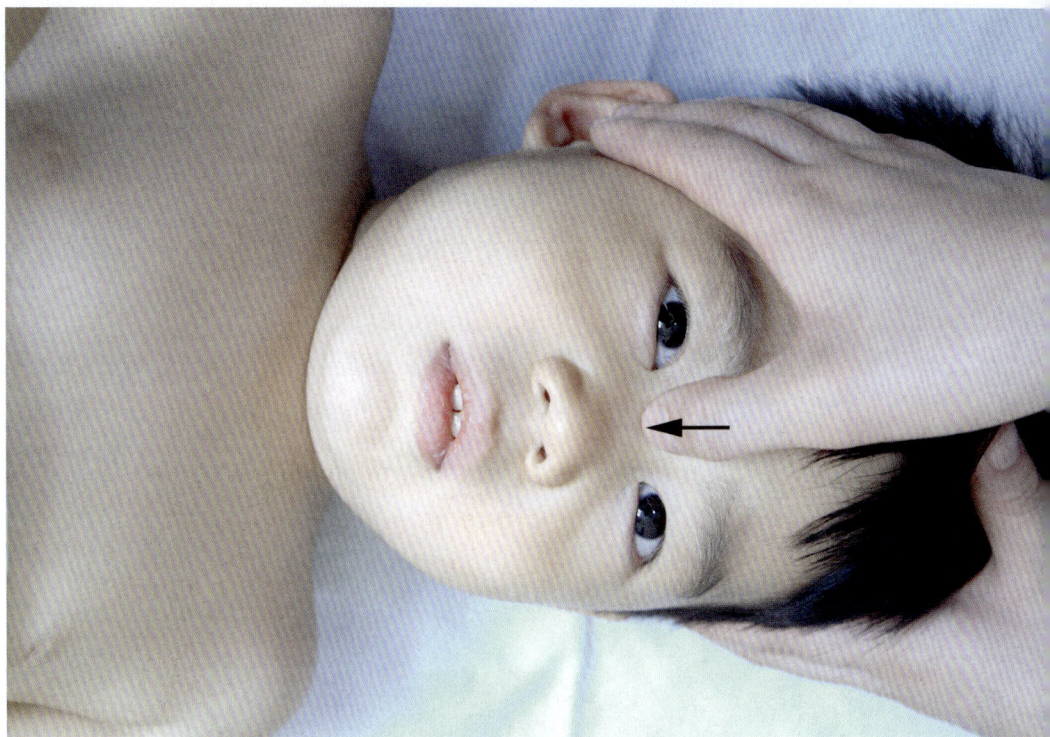

图 54　山根

8. 山根

【**部位**】在印堂之下，两眼角中间。

【**操作**】此穴不推，专以拇指甲掐之。如图 54。

【**功效**】开窍，醒目，定神。

【**主治**】惊风，抽搐，醒目定神，退热定痉，开关通窍。

【**临床应用**】本穴又名"山风、二门"。治疗惊风、抽搐等症常与掐人中、掐老龙等合用。本穴还可用于望诊以诊断疾病，如山根脉络青色为惊为痛，蓝色为喘为咳，赤灰一团为赤白痢疾，青黑之纹为病久或缠绵难愈之疾，色红为夜啼不停。

9. 准头

【部位】在鼻尖。

【操作】此穴不推，先以拇指或食指甲掐之，继以揉之。如图 55。

【功效】祛风镇惊，健脾止血，开窍醒神。

【主治】脾虚，胃弱，鼻中息肉，喘急，衄血，鼻塞，多涕，鼻渊，昏迷。

【临床应用】本穴治疗惊风，配掐天庭至承浆以祛风镇惊；治疗鼻出血，配掐上星、承浆以止血；治昏厥，配点按内关、足三里以开窍醒神。本穴可用作望诊，若见鼻端深黄色为内热便结。

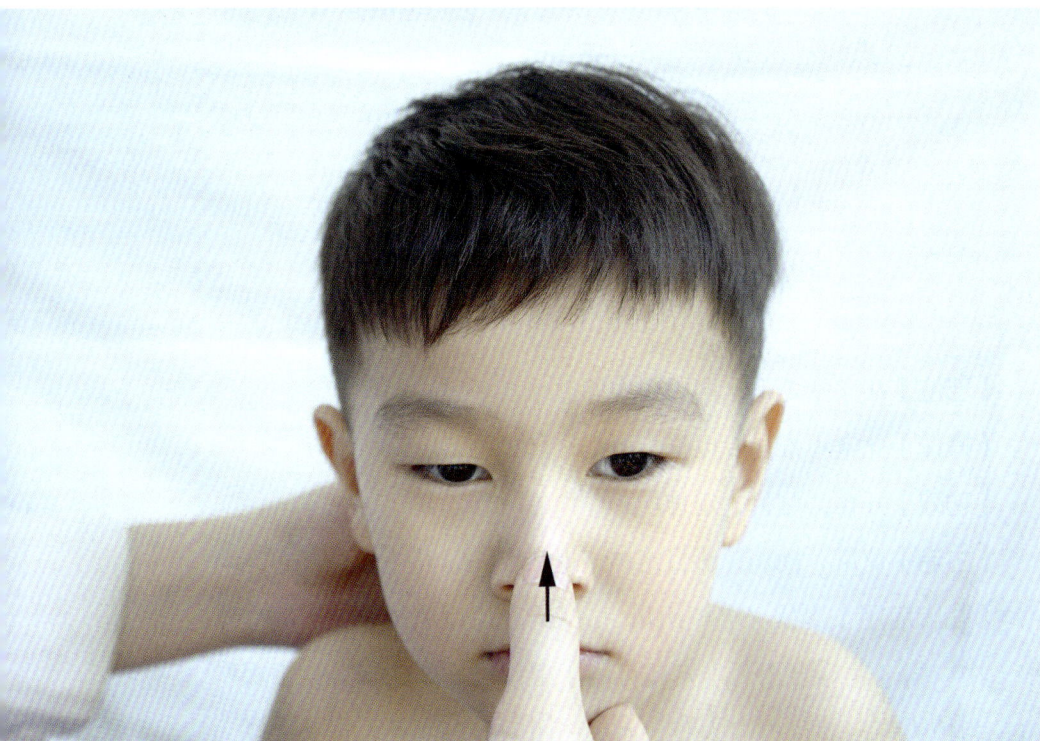

图 55　准头

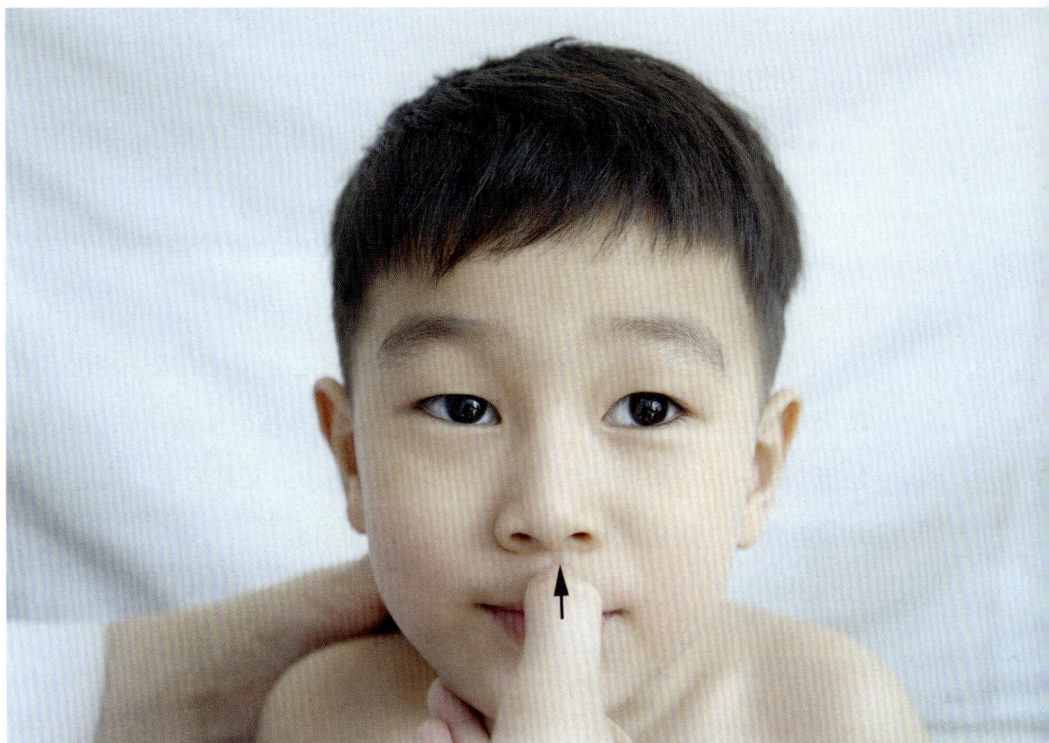

图 56 人中

10. 人中

【部位】在鼻下、唇上正中，近鼻孔处。

【操作】医者一手扶患儿头部，另一手以拇指或食指甲掐之。如图 56。

【功效】醒神开窍。

【主治】惊风，昏厥，癫痫，抽搐，唇动，口噤，撮口，面肿，黄疸，水肿，口眼㖞斜。

【临床应用】主要用于急救，对于惊风、抽搐、昏厥不省人事、窒息时掐之多有效，多与掐十王、掐老龙等合用。

11. 承浆

【部位】在下唇下陷中。

【操作】医者以左手扶患儿头部，右手拇指或食指甲掐之。如图 57。

【功效】安神镇惊，开窍还阳。

【主治】惊风，抽搐，牙疳，面肿，消渴，口眼㖞斜，暴哑不言，齿痛，流涎，癫狂。

【临床应用】承浆为手足阳明、督脉任脉之会，与掐人中相配，可以交通任督，升阳提神，用于一切昏厥；掐承浆，能治疗惊风抽搐，牙疳面肿；治疗口眼㖞斜、面瘫、齿龈肿痛、三叉神经痛、暴哑不语等常与合谷、地仓、颊车等配伍应用；与推脾经配合可治流涎。

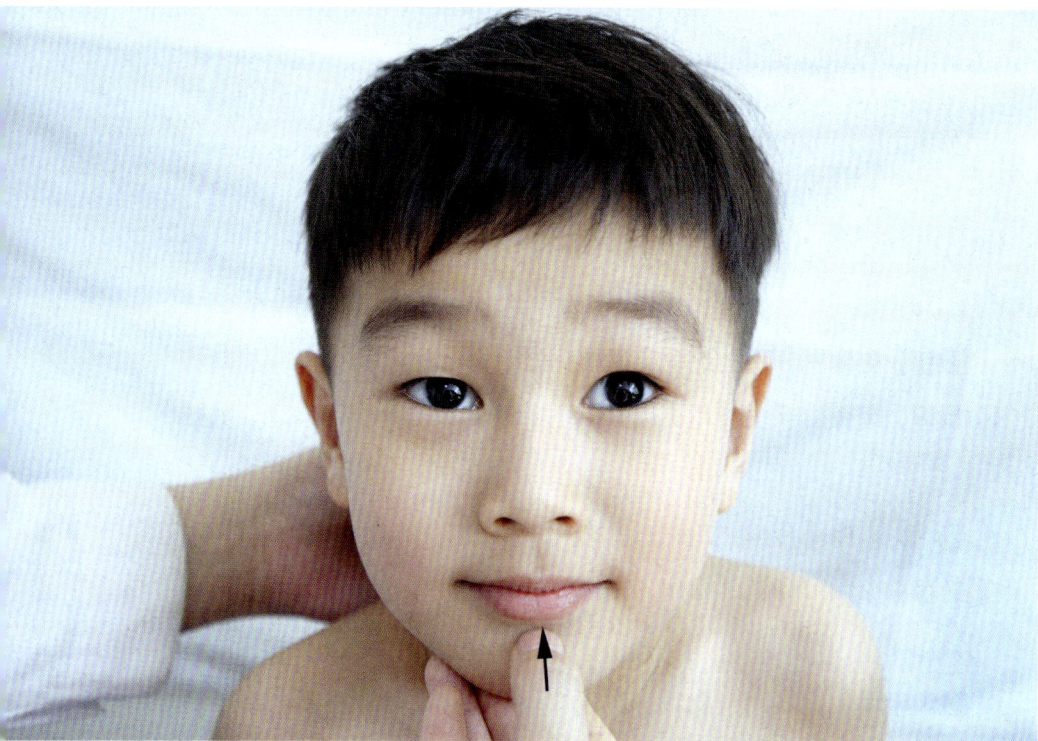

图 57　承浆

12. 耳风门

【**部位**】在耳珠微前陷中。

【**操作**】医者以两手食指同时运之，向前为补，向后为泻。运20～30次。如图58。

【**功效**】息风止痉，聪耳开窍。

【**主治**】惊风抽搐，口眼㖞斜，耳鸣，耳聋，恶寒，齿痛，聤耳。

【**临床应用**】运耳风门配合揉承浆、掐人中等治疗惊风抽搐、口眼㖞斜；治疗耳鸣耳聋，常配合按揉听宫、听会、翳风以使耳聪；治疗牙痛配合揉颊车、揉丝竹空、揉合谷。

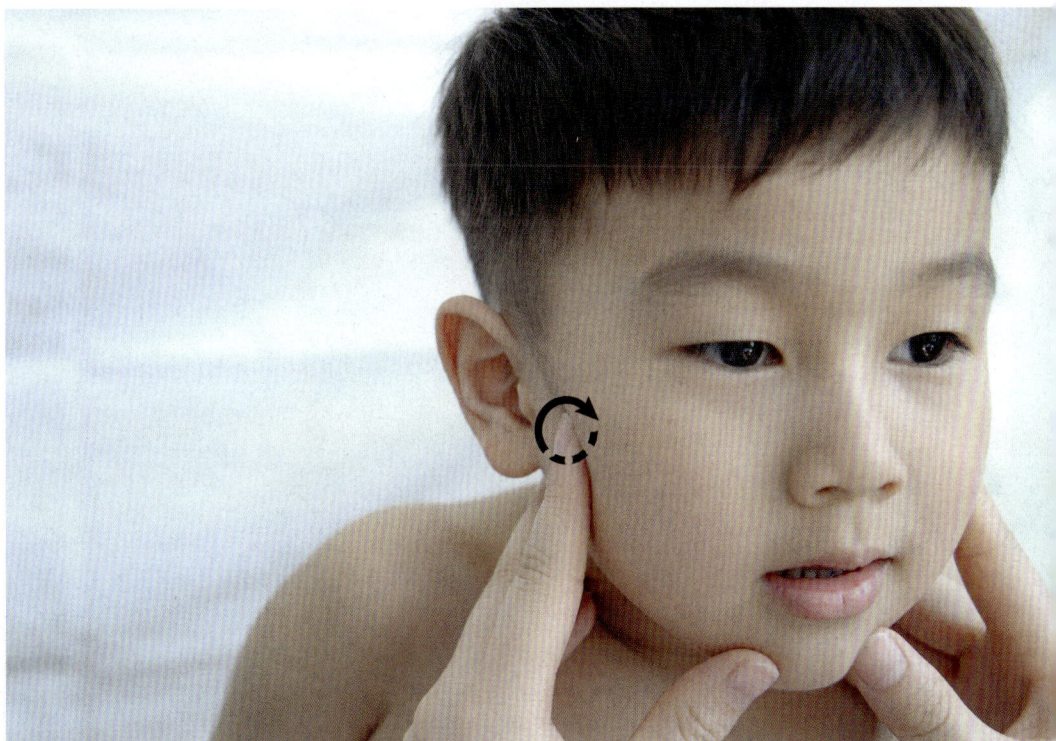

图 58　耳风门

13. 风池

【部位】在后头骨之下，发际上凹陷处，适当项肌外陷中。

【操作】医者立于患儿身后，两手四指抚患儿前额，两拇指同时于两穴掐之。如图 59。

【功效】发汗解表，祛风散寒，明目。

【主治】头项强痛，目眩，鼻衄，热病汗不出，目赤痛，耳鸣，癫痫，失眠，脚软无力。

【临床应用】本穴发汗效果显著，往往能立见汗出，若再配合推攒竹、掐揉二扇门等，发汗解表之力更强。多用于治疗感冒头痛，目赤痛，鼻塞不通，发热无汗等表实证；表虚者不宜用掐风池。按揉该穴尚可治疗项背强痛等症。

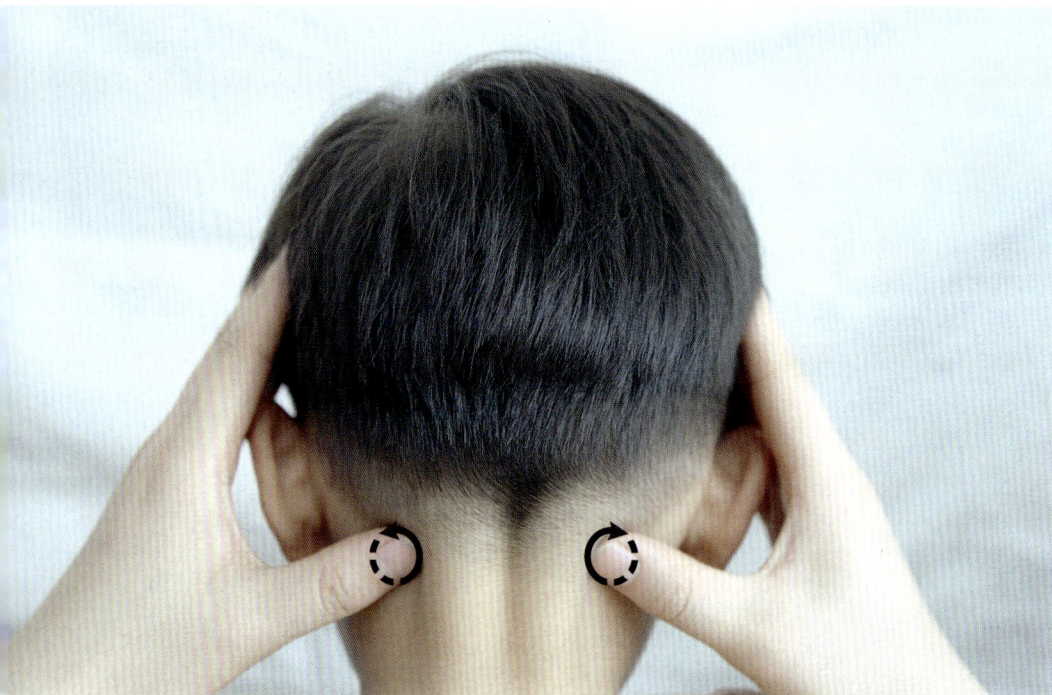

图 59　风池

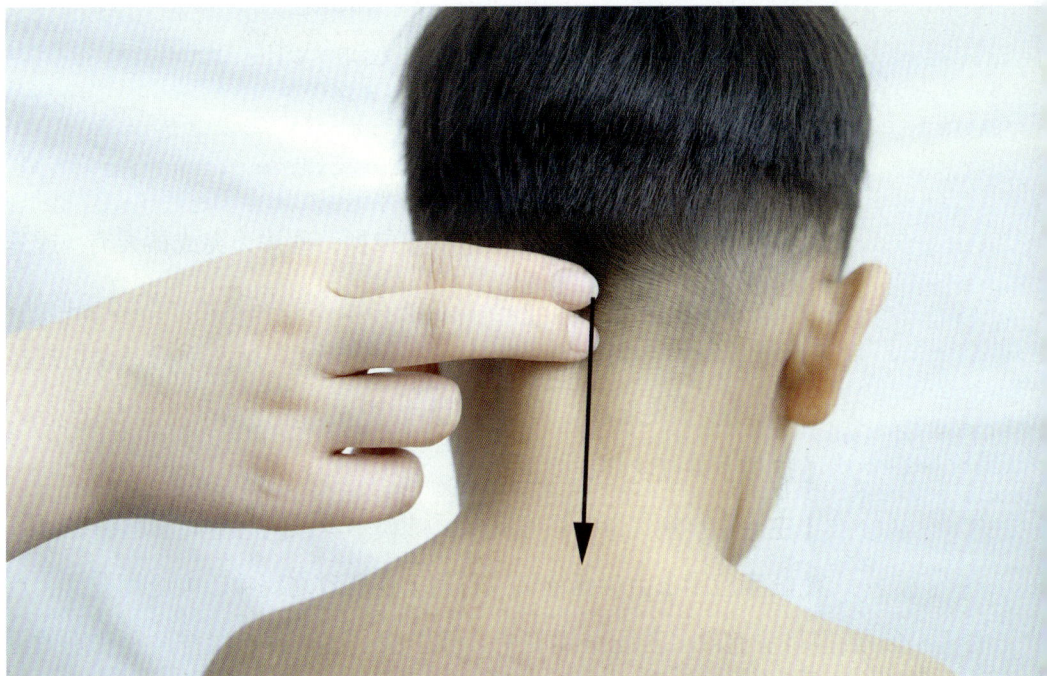

图 60　天柱骨

14. 天柱骨

【部位】颈后发际正中至大椎成一直线。

【操作】医者用拇指或食、中指指面自上向下直推，称推天柱骨，又称推天柱，亦可用酒盅或汤匙边蘸水自上向下刮，称刮天柱。如图 60。

【功效】顺气降逆，清热祛痛，息风止痉。

【主治】后头痛，项强痛，呕吐，发热。

【临床应用】推、刮天柱骨能降逆止呕，祛风散寒。主要用于治疗呕吐，恶心和外感发热，项强等症。治疗呕恶多与横纹推向板门、揉中脘等合用，单用本法亦有效，但推拿次数须多才行；治疗外感发热、颈项强痛等症多与拿风池、掐揉二扇门等同用；用刮法多用汤匙边蘸姜汁或清水自上向下，刮至局部皮下呈红色，可治暑热发痧等症。

第二节　胸腹部穴位

1. 天突

【部位】胸骨上窝凹陷正中，属任脉。

【操作】①按揉天突：用中指端按或揉，称按天突或揉天突，或先按继而揉之称按揉天突，约30次。②点天突：以食指或中指端微屈，向下用力点。3～5次。如图61。③捏挤天突：用两手拇、食指捏挤天突穴，至皮下瘀血成红紫色为止。如图62。

【功效】理气化痰，降逆止呕，止咳平喘。

【主治】痰壅气急，咳喘胸闷，咳痰不爽，恶心呕吐，咽痛等。

【临床应用】由痰涎壅盛或胃气上逆所致之痰喘、呕吐用按揉、点或捏挤法有效，若配推揉膻中、揉中脘、运八卦、清胃经等法则效更佳；由中暑引起的恶心、呕吐、头晕等症，捏挤本穴，再配捏挤大椎、膻中、曲池等穴，亦有良效。若用中指端微屈向下，向里按，动作宜快，可使之吐。

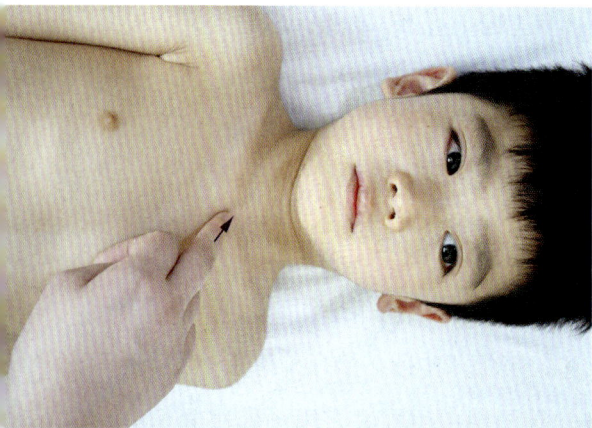

图 61　天突 1

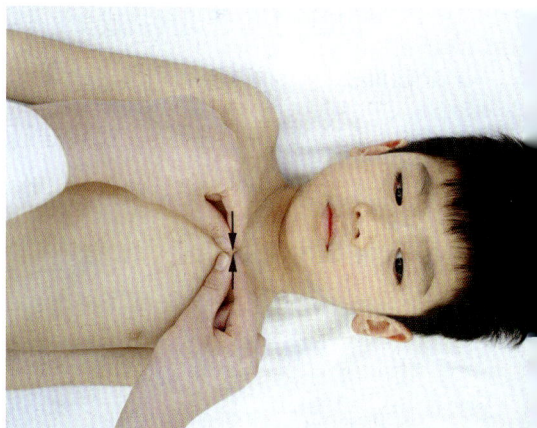

图 62　天突 2

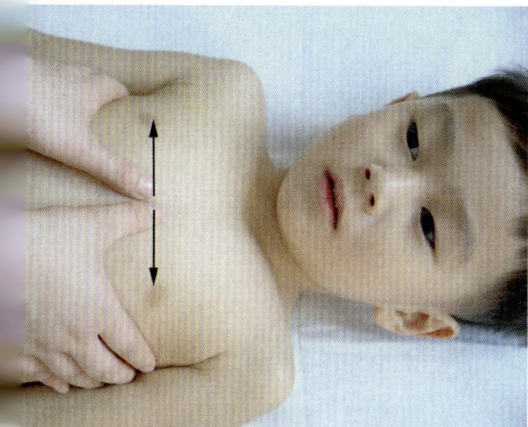

图 63　膻中 1（分）

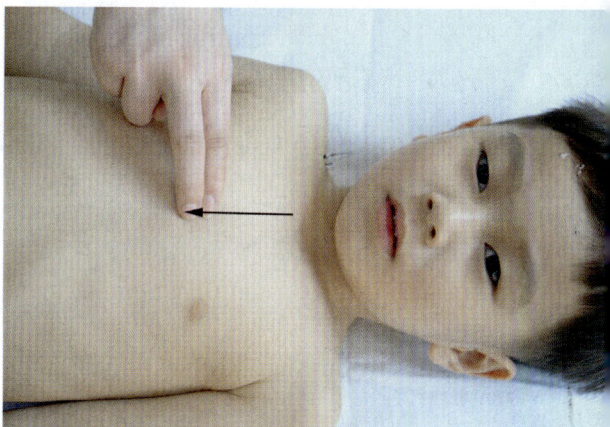

图 64　膻中 2（推下）

2. 膻中

【部位】在两乳头连线中点。

【操作】推揉膻中：医者先以两手二至五指扶患儿两胁，两拇指同时于膻中穴向左右分推 20～30 次，再以食、中二指由胸骨柄向下推至膻中，推 20～30 次，最后以中指按膻中穴揉 30～50 次。如图 63、图 64。

【功效】宽胸理气，宣肺止咳。

【主治】胸闷，喉鸣，痰喘，咳嗽，恶心，嗳气，呕吐。

【临床应用】膻中穴为气之会穴，又名心演、演心。本穴居胸中，胸背属肺，推揉之能宽胸理气，止咳化痰。对各种原因引起的胸闷、吐逆、痰喘、咳嗽均有效。治疗呕吐、呃逆、嗳气常与运内八卦、横纹推向板门、分腹阴阳等合用；治疗咳喘常与推肺经、分推肺俞等合用；治疗痰吐不利常与揉天突、按弦走搓摩、按揉丰隆等合用。

3. 乳旁

【部位】在两乳外方约 1 寸处。

【操作】医者以两手二至五指，扶患儿两胁，再以两拇指同时掐之，继以揉之。如图 65。

【功效】理气，化痰，止咳。

【主治】胸闷，呕吐，咳嗽，痰鸣。

【临床应用】本穴配推揉膻中、揉肺俞、揉中府、揉云门对痰涎壅塞而致肺不张有效。治疗呕吐可配合横纹推向板门、清胃经等。揉乳根、乳旁同时操作，可加强化痰涎的作用。

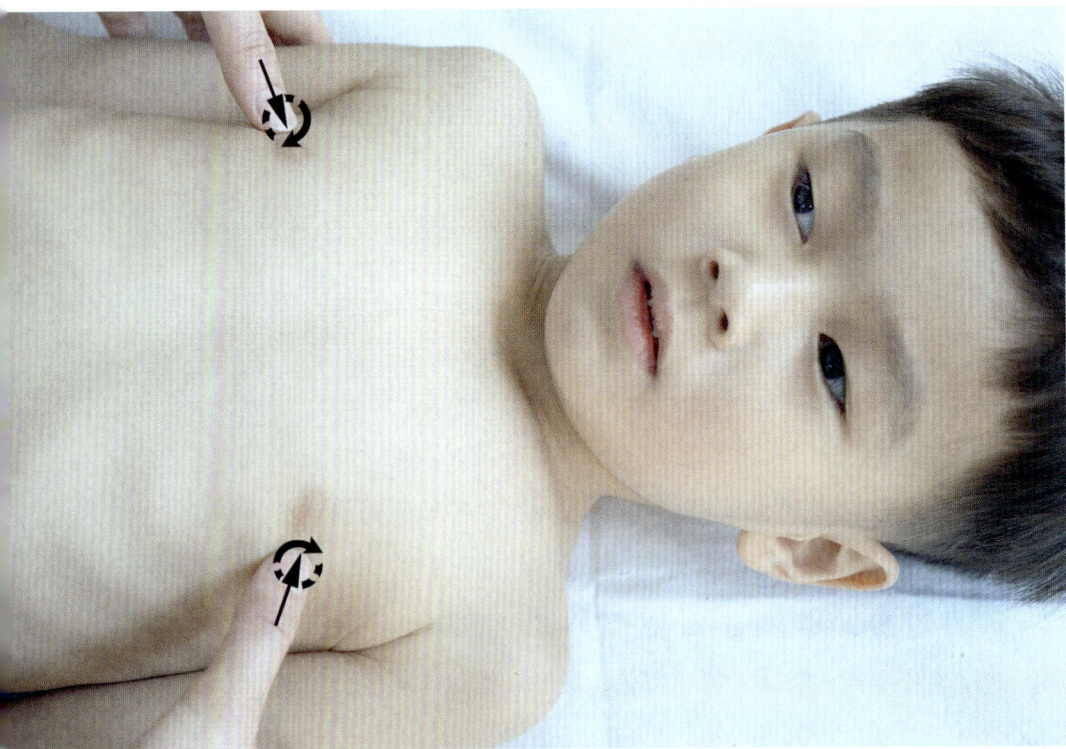

图 65　乳旁

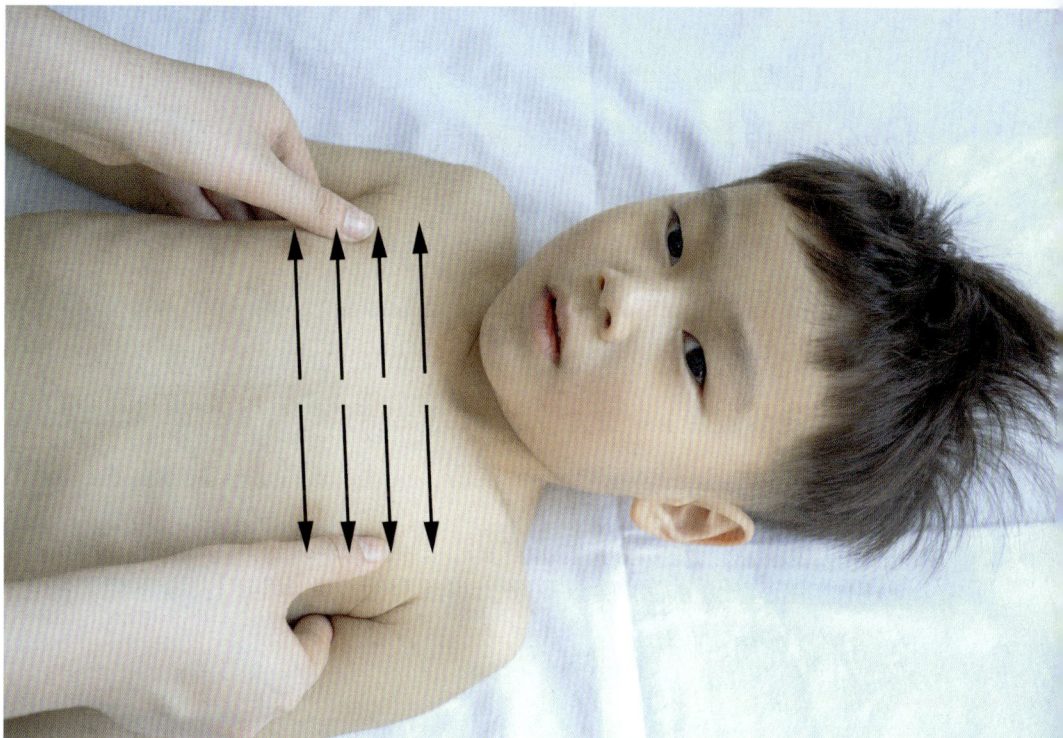

图 66　八道

4. 八道

【部位】在胸部两侧第一至第四肋间隙。

【操作】医者以两手拇指桡侧缘，自胸骨柄起，沿一至四肋间隙顺序向左右分推，再配推揉膻中。推 20 ～ 50 次。如图 66。

【功效】理气，化痰，止咳。

【主治】咳嗽，胸闷，气喘。

【临床应用】外感咳嗽、内伤咳嗽、痰壅喘鸣、胸闷等都可应用，本穴配推揉膻中，则理气止咳化痰的作用更佳。分推八道是孙重三先生的特色操作，为其他历代文献未载。

5. 中脘

【部位】脐上4寸，胸骨下端剑突至脐连线的中点。属任脉。

【操作】令儿仰卧，医者以右手四指按而揉之。揉100～200次。如图67。

【功效】健脾和胃，消食和中。

【主治】胃脘痛，腹痛，伤寒发热，呕吐，泄泻，气喘，气噎，腹痛，腹胀，肠鸣，食不消化，痢疾，黄疸，肝胃虚弱等症。

【临床应用】中脘为胃之募穴，专治消化系统疾病。揉、摩中脘能健脾和胃，消食和中，主治腹泻、呕吐、腹痛、腹胀、食欲不振等，多与按揉足三里、推脾经等合用。推中脘自上而下操作，有降胃气作用，主治胃气上逆、嗳气呕恶，常配合横纹推向板门；自下而上操作，有涌吐作用，临床少用。

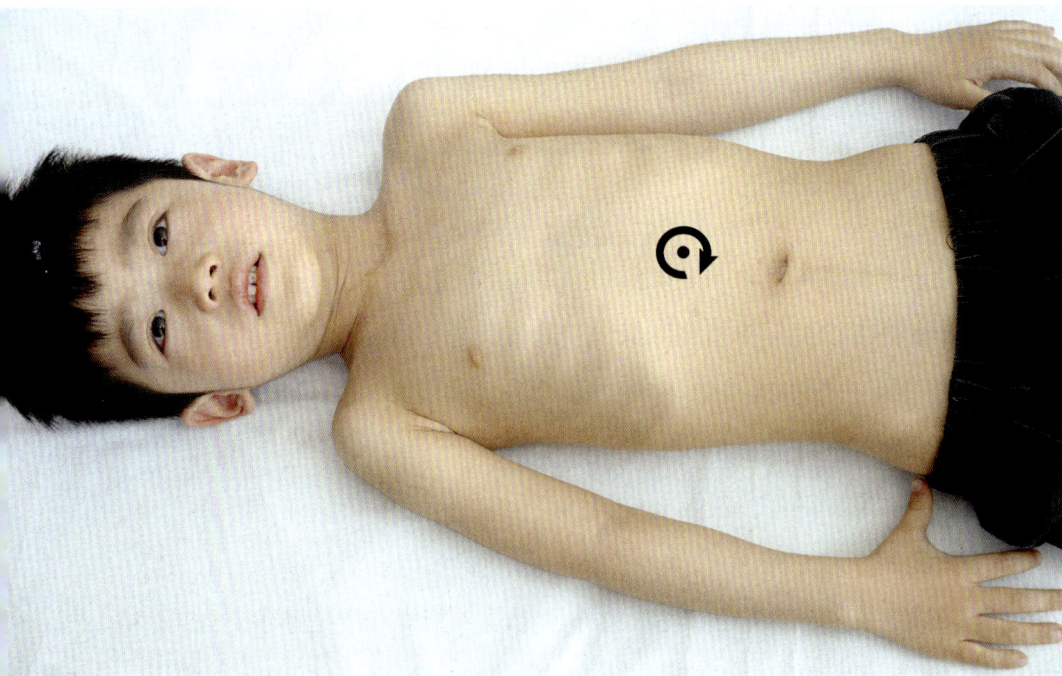

图67　中脘

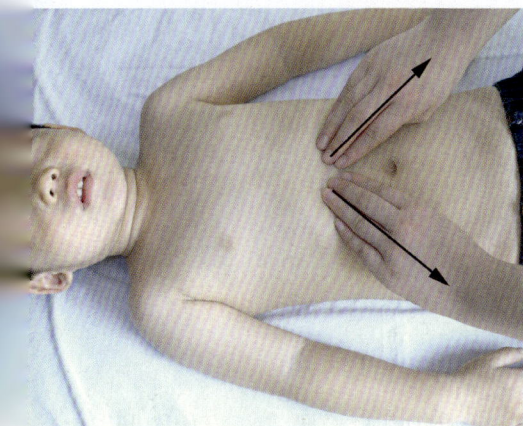

图 68　腹 1

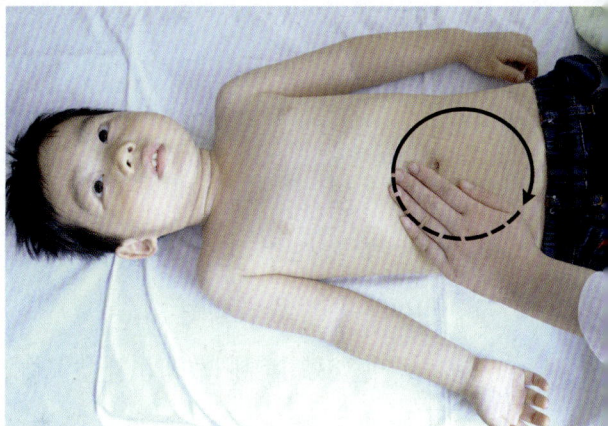

图 69　腹 2

6.腹

【部位】腹部。

【操作】医者以两手四指自中脘穴向两旁斜下分推之，称分推腹阴阳，推 50 ～ 100 次。如图 68。手掌或四指摩，称摩腹，逆时针摩为补，顺时针摩为泻，往返摩之为平补平泻。如图 69。

【功效】消食化滞，降逆止呕，健脾止泻，通便。

【主治】身热腹胀，停乳积食，胸闷，消化不良，疳积，便秘，厌食，呕吐。

【临床应用】分腹阴阳能消食理气且降气，善治乳食停滞，胃气上逆引起之恶心、呕吐、腹胀等症，临床多与运八卦、推脾经、按揉足三里等配用。治小儿厌食症多与清板门、运八卦、摩腹、捏脊等配用。但对脾虚泄泻者慎用。分腹阴阳与按弦走搓摩均有理气降逆的作用，但分腹阴阳主调理脾胃，而按弦走搓摩主疏泄肝胆。摩腹能健脾和胃，理气消食。补法能健脾止泻，用于脾虚、寒湿型的腹泻；泻法能消食导滞通便，用于便秘、腹胀、厌食、伤乳食泻等，多与分腹阴阳同用；平补平泻则能和胃，久摩之有消乳食、强壮身体的作用，常与补脾经、按揉足三里、捏脊合用，作为小儿保健手法。

7. 神阙

【部位】神阙即肚脐。

【操作】令患儿仰卧，医者以右手掌心，按患儿肚脐，揉摩100～200次。如图70。

【功效】温阳散寒，补益气血，健脾和胃，消食导滞。

【主治】泄泻，呕吐，腹胀，腹痛，消化不良，厌食，疳积，肠鸣，痢疾，便结，脱肛，水肿，癃闭。

【临床应用】此穴能补能泻，补之能温阳补虚，治疗寒湿、脾虚、肾虚泄泻，慢性消化不良，慢性痢疾，气虚脱肛等；泻之能消能下，治疗湿热型泄泻、痢疾、便秘，实热型脱肛等；平补平泻则能和，多用于先天不足，后天失调或寒湿凝聚，乳食停滞，伤乳食泻，厌食等。临床上揉脐、摩腹并推七节骨、揉龟尾常配合应用，治疗效果较好。用平补平泻法，左右摩之，可作为儿童保健法，有消乳食，强健身体的作用。捏挤肚脐与天枢配合对腹泻、腹痛有效。

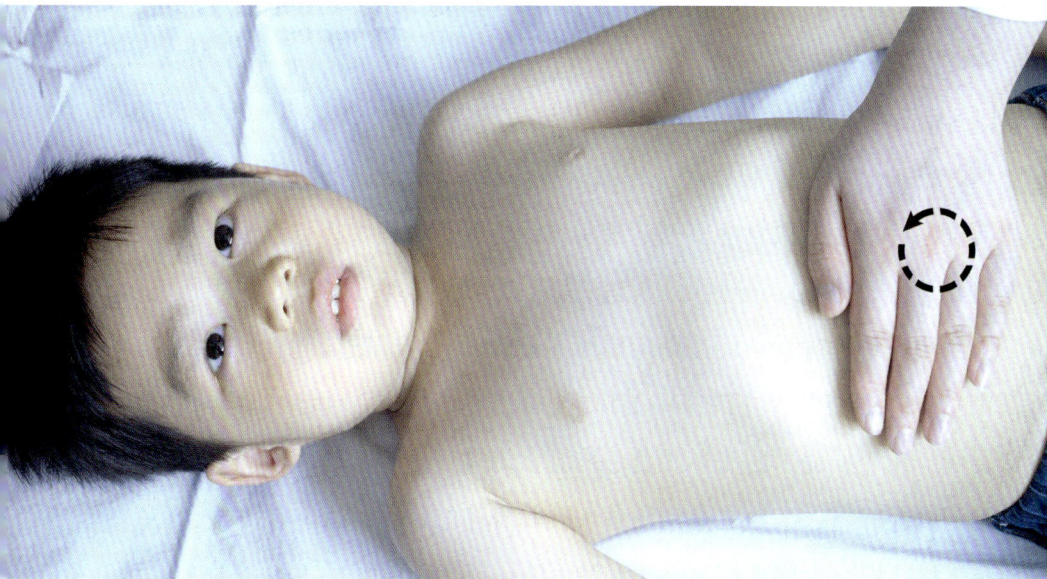

图70　神阙

8. 肚角

【部位】在脐两旁，两胁弓直下。

【操作】医者以两手拇、食、中三指相对用力，向深处拿之，同时向偏内上方做一推一拉一紧一松的轻微动作。如图 71。

【功效】止痛，导滞，散寒消积。

【主治】腹痛，腹胀，腹泻，痢疾，便秘。

【临床应用】本穴是止腹痛的要穴，主治受寒、伤食引起的腹痛、腹泻，及其他各种原因引起的腹痛，若配一窝风可加强止痛效果。孙重三先生的操作方法有自己的特色，是以两手拇、食、中指配合应用，操作时患儿仰卧，医者站于患儿左侧，双手拇指置于肚角穴上，而双手食、中两指置于腰背部与肚角相对应的位置，然后相对用力拿住肚角穴，一提、一紧、一拉、一松的动作反复操作以患儿能耐受为度，用于治疗腹胀、腹痛、泄泻、痢疾及小儿先天性巨结肠有奇效。

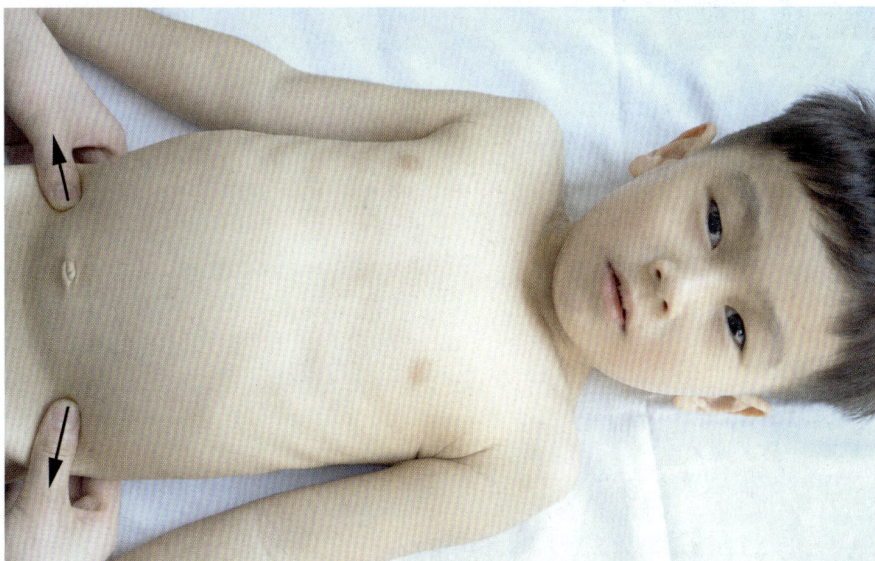

图 71　肚角

9. 膀胱

【部位】在尿闭时，小腹高起处。

【操作】操作时令儿仰卧，两腿伸直，医者右手食、中、无名三指末端，按于穴上，慢慢地向左向右揉之、运之各 200～300 次。揉、运时要求手法宜轻、宜缓，以患儿能忍受为度。如图 72。

【功效】调膀胱，利小便。

【主治】小便不利，尿闭。

【临床应用】临床上应用此法配合箕门，治疗小儿尿闭或小儿麻痹症尿闭，手术后尿闭，均有良好效果。揉运膀胱是孙重三先生的特色操作，为其他历代文献未载。

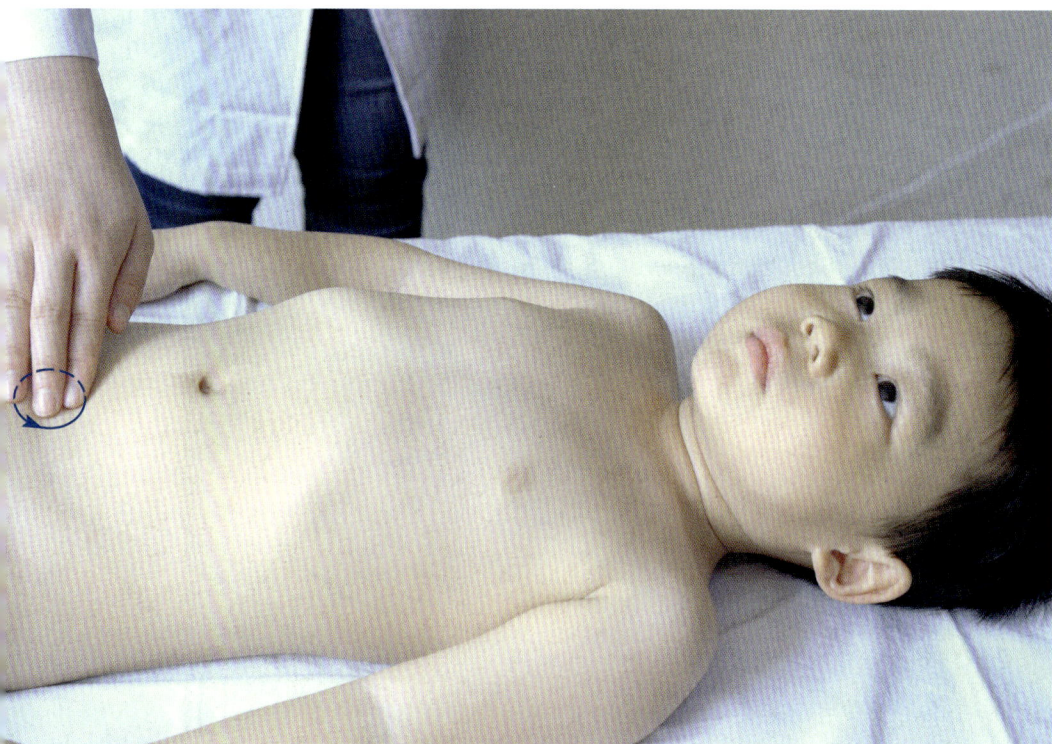

图 72　膀胱

第三节　腰背部穴位

1. 肺俞

【部位】在第三胸椎棘突下，旁开 1.5 寸。

【操作】医者以两手二至五指，扶患儿胁下，再以两手拇指按穴上揉之。揉 100～200 次。如图 73。

【功效】调肺气，补虚损，治咳嗽。

【主治】肺热，气短，喘促胸闷，郁火结胸，感冒咳嗽，吐血，骨蒸，潮热，盗汗，小儿龟背。

【临床应用】本穴多用于治疗呼吸系统的疾病，常与推肺经、揉膻中等配伍。如治久咳不愈时加补脾经，以培土生金；气阴两伤时，可配合补肾经、揉二马等，效果更佳。

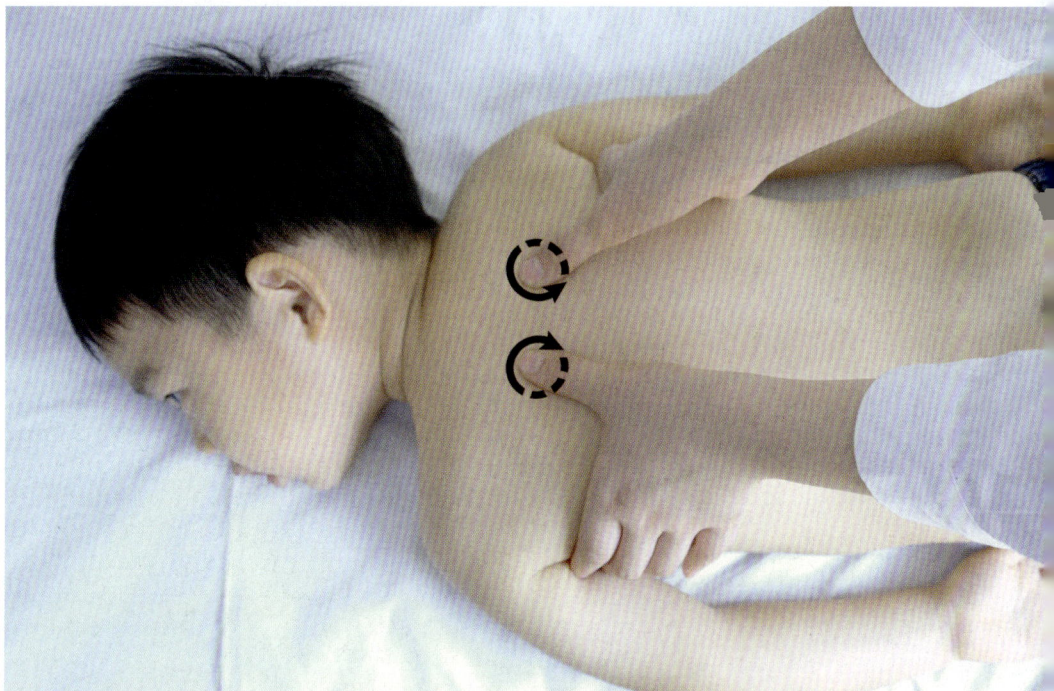

图 73　肺俞

2. 脾俞

【部位】在第十一胸椎棘突下，旁开 1.5 寸。

【操作】医者以两手二至五指，扶患儿胁下，再以两手拇指按穴上揉之。揉 100 ～ 200 次。如图 74。

【功效】健脾和胃，消食祛湿。

【主治】呕吐，腹泻，痢疾，腹胀，疳积，食欲不振，黄疸，水肿，慢惊风，四肢乏力，背痛等。

【临床应用】揉脾俞能健脾胃，助运化，祛水湿。常用于治疗脾胃虚弱、乳食内伤、消化不良等症，多与推脾经、按揉足三里合用。

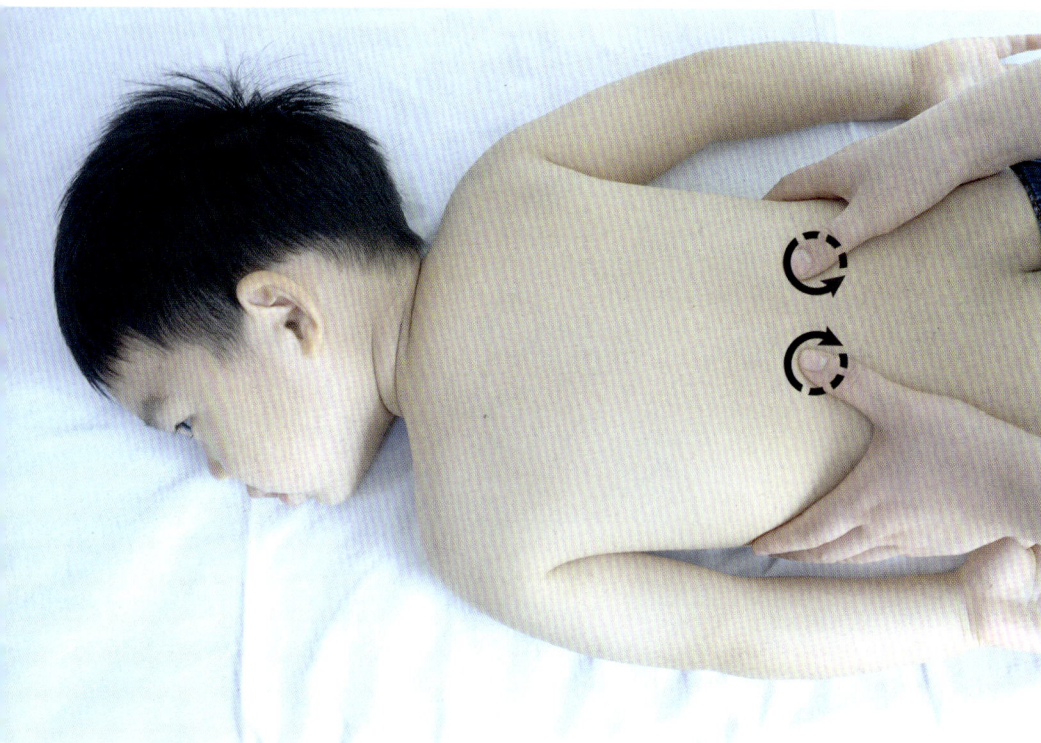

图 74　脾俞

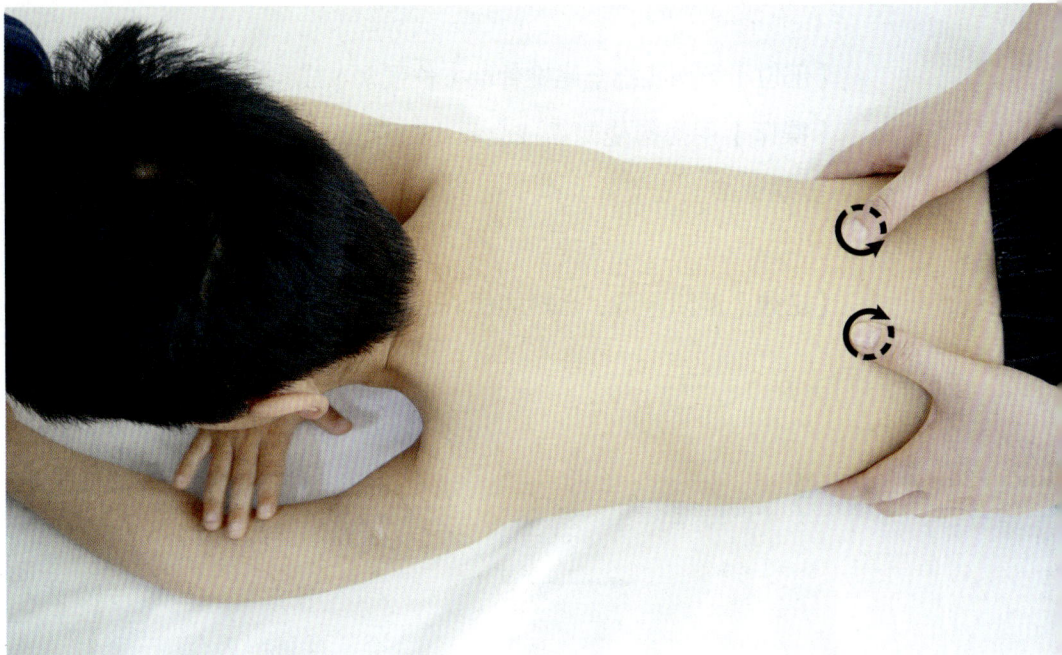

图 75　肾俞

3. 肾俞

【部位】第二腰椎棘突下，旁开 1.5 寸。

【操作】医者以两手二至五指，扶患儿髂骨，再以两手拇指按穴上揉之。揉 100 ～ 200 次。如图 75。

【功效】滋阴壮阳，补益肾元。

【主治】腹泻，便秘，少腹痛，下肢痿软乏力，慢性腰背痛，肾虚气喘，目昏，耳聋，耳鸣，水肿等。

【临床应用】揉肾俞能滋阴壮阳，补益肾元，常用于肾虚腹泻或阴虚便秘，或下肢瘫痪等症，多与揉二马、补脾经或推三关等合用；治疗慢性腰背痛常与揉腰俞、委中等配合，治疗肾虚气喘与揉肺俞、脾俞等配合应用。

4. 七节骨

【部位】第四腰椎至尾椎骨端（长强穴）成一直线。

【操作】用拇指桡侧面或食、中二指面自下而上或自上而下做直推，分别称推上七节骨和推下七节骨。推 100 ～ 200 次。如图 76、图 77。

【功效】温阳止泻，泄热通便。

【主治】泄泻，便秘，脱肛。

【临床应用】推上七节骨能温阳止泻，多用于虚寒腹泻或久痢等症。它常与按揉百会、揉丹田等合用，治疗气虚下陷的脱肛、遗尿等症，若属实热证，则不宜用本法，用后多令儿腹胀或出现其他变证。推下七节骨能泄热通便，多用于肠热便秘或痢疾等症。若腹泻属虚寒者，不可用本法，防止滑泄。

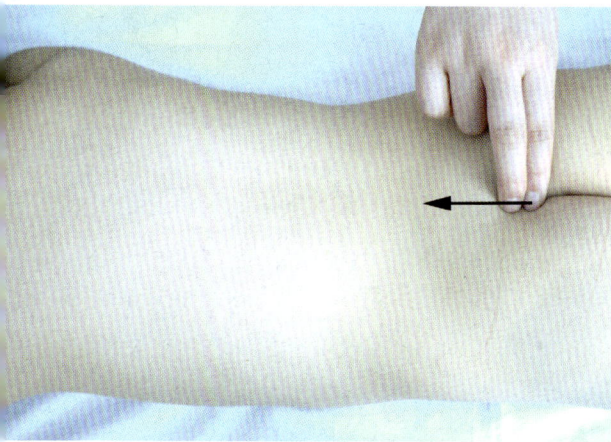

图 76　七节骨 1

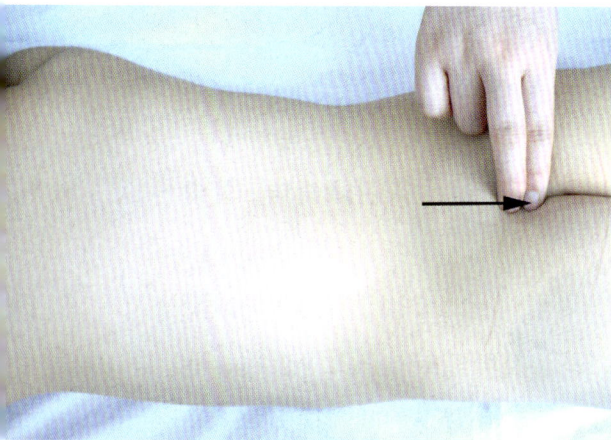

图 77　七节骨 2

5. 龟尾

【**部位**】在尾椎骨端。

【**操作**】用拇指端或食、中指端揉，称揉龟尾。揉 100 ～ 300 次。如图 78。

【**功效**】通调大肠。

【**主治**】泄泻，便秘，脱肛，遗尿。

【**临床应用**】龟尾穴，揉之能通调督脉之经气，调理大肠的功能。本穴之性能平和，能止泻，也能通便，多与揉脐、推七节骨配合应用，以治腹泻、便秘等症。

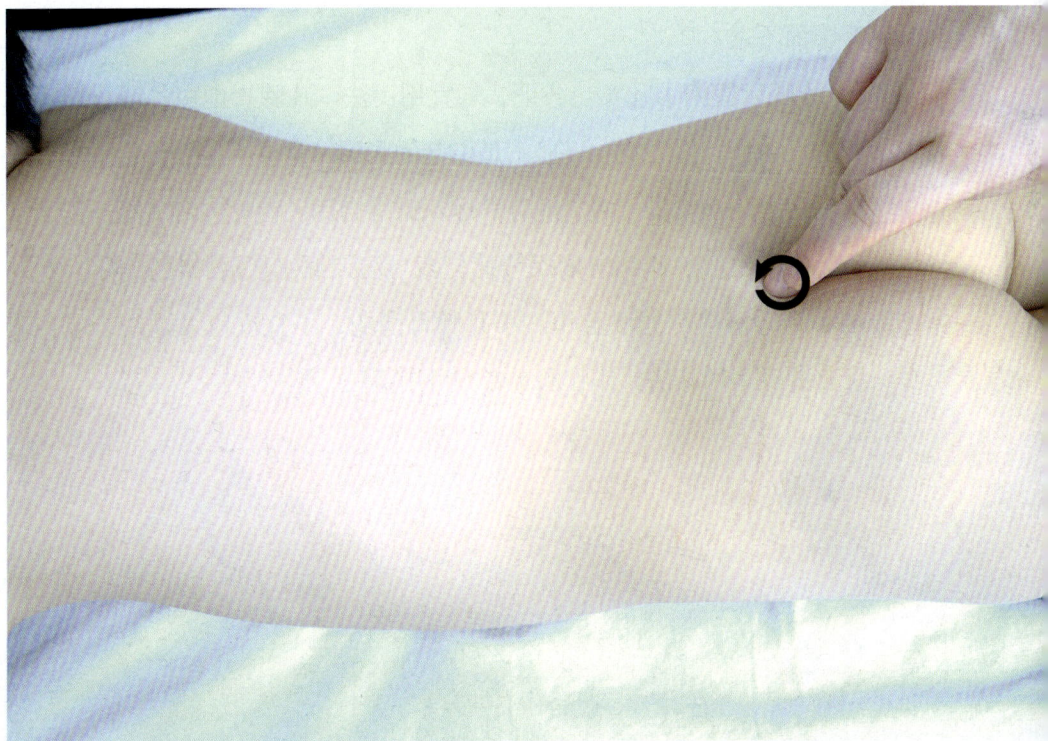

图 78　龟尾

第四节　上肢部穴位

1. 脾经

【部位】脾经在拇指桡侧面。

【操作】医者以左手握住患儿手，同时以拇、食二指捏患儿拇指，使之微屈，再以右手拇指，自患儿拇指尖推向板门为补，如图79。若将患儿拇指伸直，自板门推向指尖为泻，如图80。推100～200次。

【功效】补脾经能健脾胃，补气血。清脾经能清热化湿，利痰止呕。

【主治】急热惊风，伤乳伤食，身烧膨胀，吐哕嗳气，少食多睡，昏迷喘促，体质虚弱，肌肉消瘦，便血，痢疾，黄疸，咳嗽，斑、疹、痧隐而不透。

【临床应用】凡实热各证，均宜用泻法。凡脾胃虚寒各证，均宜用补法。治疗脾胃虚弱、气血不足引起的腹泻、食欲不振、消化不良、肌肉消瘦等症多与推三关、捏脊、运八卦等合用。治疗湿热熏蒸、皮肤发黄、恶心呕吐、腹泻、痢疾等症。多与清天河水、清肺经、揉小天心、推小肠等清热利尿法合用。小儿脾胃薄弱，不宜攻伐太过，一般情况下，脾经多用补法，体壮邪实者方可用清法。

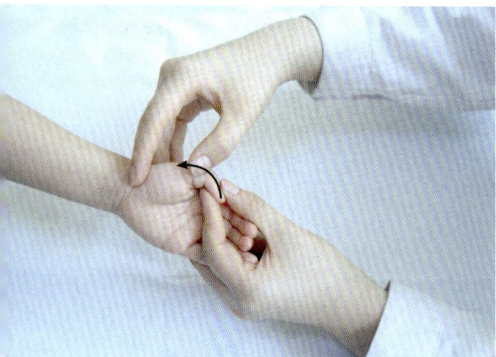

图79　脾经1

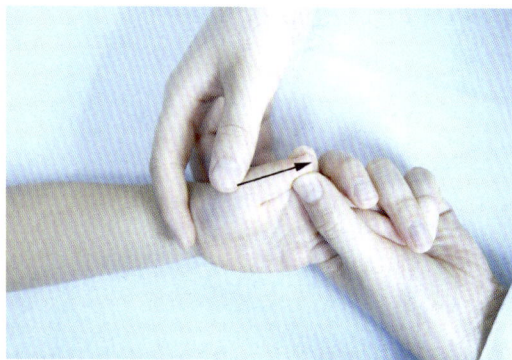

图80　脾经2

2. 肝经

【部位】在手食指掌面末节。

【操作】医者先以左手握住患儿手，使手指向上、手掌向外，然后再以右手拇指掌面由下往上推之为清，如图 81；反之为补，如图 82。推 100～200 次。

【功效】平肝泻火，息风镇痉，解郁除烦，和气生血。

【主治】目赤昏瞀，烦躁不宁，五心烦热，口苦咽干，头晕头痛，耳鸣等。

【临床应用】主治惊风抽搐、烦躁不安、目赤肿痛、五心烦热等症，多与清心经、掐揉小天心、补肾经、退六腑合用。肝经宜清不宜补，若肝虚应补则须补后加清或以补肾经代之，称为滋肾养肝法。

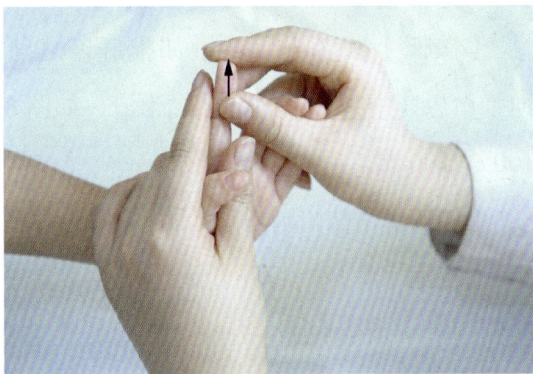

图 81　肝经 1

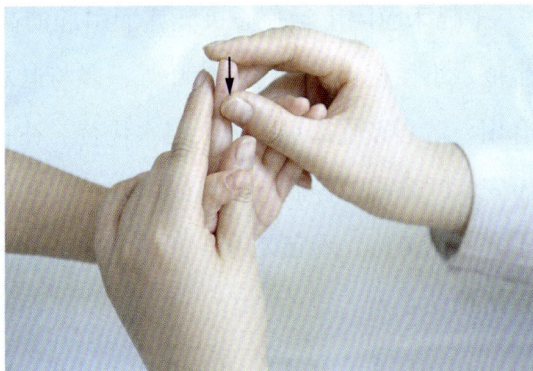

图 82　肝经 2

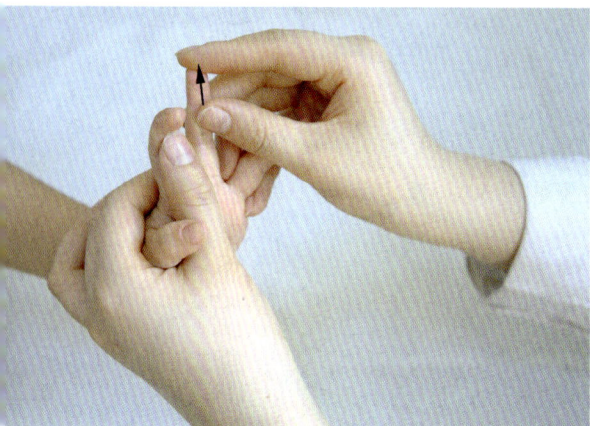

图 83　心经 1

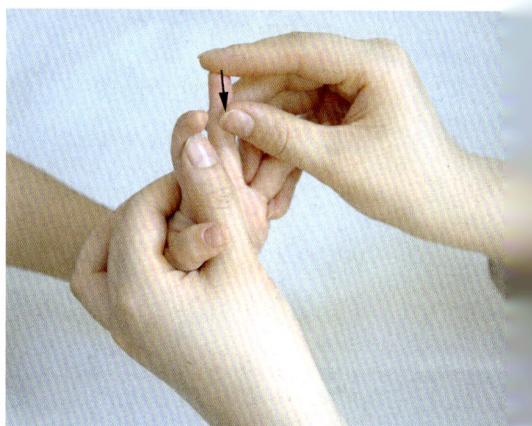

图 84　心经 2

3. 心经

【部位】在手中指掌面末节。

【操作】医者先以左手如推肝经之法操作后，再以右手拇指掌面，由患儿中指末节向上推之为清，如图 83；反之为补，如图 84。推 100～200 次。

【功效】清法可清热退心火。补法可益气和血，补心。

【主治】惊风、惊吓、无汗、五心潮热、重舌、木舌、口疮热症、胸闷烦满、面赤腹痛、小便短赤，以上各症均宜泻之。慢惊风、慢脾风、胆怯、气虚、睡卧露睛，凡属心虚不足之证，均宜补之。

【临床应用】治疗心火旺盛而引起的高热面赤、神昏烦躁、口舌生疮、小便短赤、惊风、惊吓等，多与退六腑、清天河水、清小肠等合用。清心经临床可以清天河水代替。补心经可用于气血虚弱、心烦不安、睡卧露睛等症，多与补脾经、推三关、揉二马、补肾经等合用。本穴宜用清法，不宜久用补法，需补时可补后加清，或以补脾经代之，以防扰动心火。

4. 肺经

【部位】在手无名指掌面末节。

【操作】医者左手亦如上法操作后，再以右手拇指掌面推之。向上为清，如图 85；向下为补，如图 86。推 100～200 次。

【功效】清肺经能宣肺清热，疏风解表，化痰止咳。补肺经能补益肺气。

【主治】感冒，咳嗽，急惊风，肺热，胸满，喘促，痰咳，鼻干，气闷，面白，盗汗，脱肛，遗尿，便秘。凡肺经实热者宜清；虚寒者宜补。

【临床应用】治疗感冒发热、咳嗽气喘、痰鸣、鼻干、鼻流浊涕等症，多与清天河水、退六腑、运八卦等合用。治疗肺气虚损、少气懒言、面白、自汗、盗汗、遗尿、脱肛、大便秘结等，配伍补脾经、推三关、揉二马等。

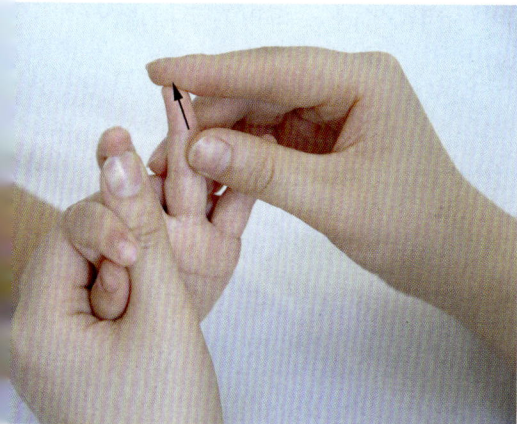

图 85　肺经 1

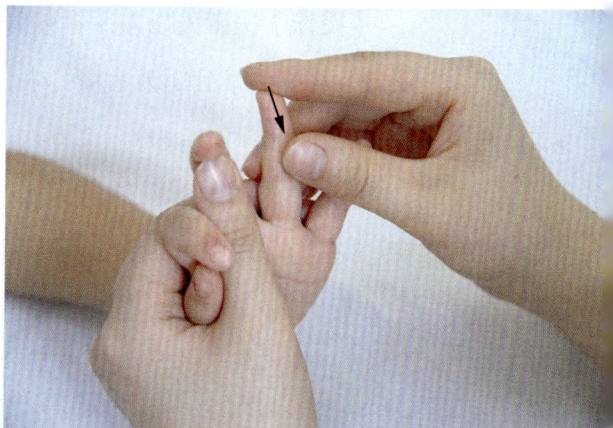

图 86　肺经 2

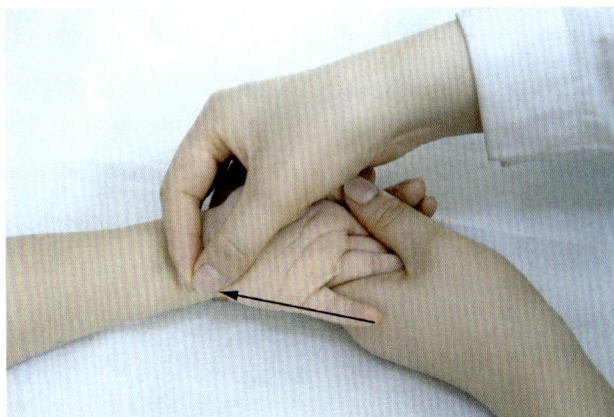

图 87　肾经 1

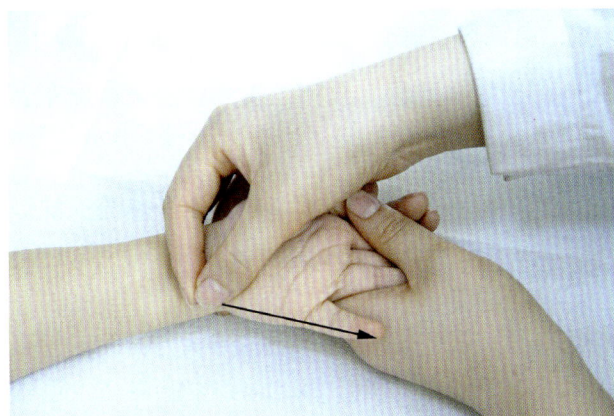

图 88　肾经 2

5. 肾经

【部位】在手小指掌面，稍偏尺侧，直至阴池。

【操作】医者先以左手握住患儿手，使手掌向上。再以右手拇指，从患儿小指尖推到阴池为清肾水，如图 87；由阴池推到小指尖为补肾水，如图 88。均推 100 ～ 200 次。

【功效】补肾经能滋肾壮阳，强壮筋骨。清肾经能清利下焦湿热。

【主治】膀胱蕴热、小便不利、腹胀泄泻、小肠疝气等症，宜清。先天不足、久病虚弱、面黑睛暗、肾亏骨软等症宜补。

【临床应用】治疗先天不足、久病体虚、五更泄泻、久泻、遗尿、喘息等，多与补脾经、揉二马、推三关等合用。治疗膀胱蕴热、小便赤涩、腹泻、小儿肾炎等，常配伍掐揉小天心、清小肠、推箕门等。

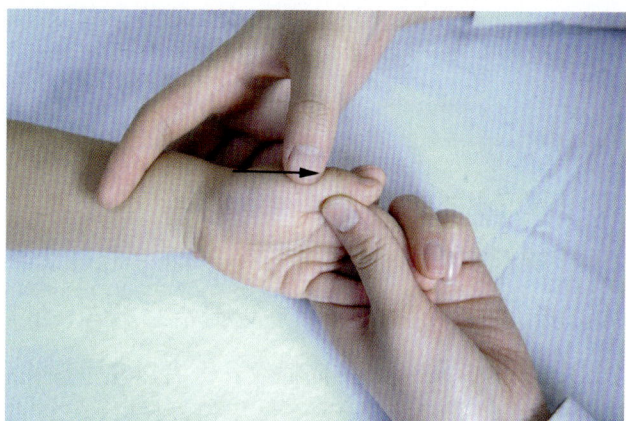

图 89　胃经 1

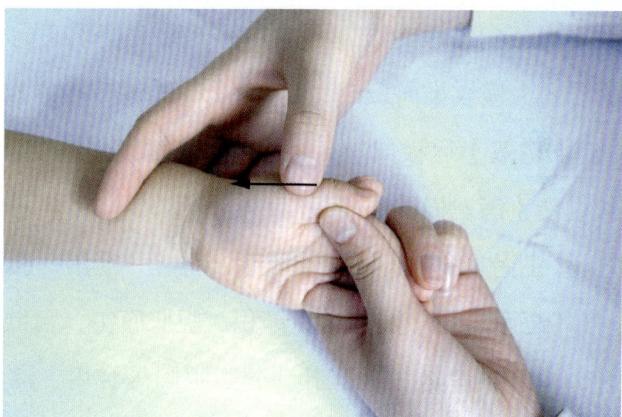

图 90　胃经 2

6. 胃经

【**部位**】大鱼际肌桡侧赤白肉际。亦有在拇指掌面第一节之说。

【**操作**】医者先以左手握住患儿手，使手掌向上。再以右手拇指，从患儿掌横纹推到拇指根为清胃经，如图 89；由拇指根推到掌横纹为补胃经，如图 90。均推 100 ～ 300 次。

【**功效**】清脾胃湿热，消食积，降逆止呕。

【**主治**】恶心，呕吐，呃逆，嗳气，泄泻，吐血，衄血等。

【**临床应用**】清胃经，能清脾胃之湿热，和胃降逆，泻胃火，除烦止渴。亦可用于胃火上亢引起的衄血等症。临床上可独穴用，亦可与其他穴位合用。补胃经能健脾胃，助运化，临床上常与补脾经、揉中脘、摩腹等合用。

7. 板门

【部位】手掌拇指本节后，鱼际肉处。

【操作】①运板门：医者先以左手托住患儿左手，再以右手食、中二指夹住患儿拇指，然后以拇指拿本穴，继以运之，如图91，运50～100次。②板门推向横纹：医者以左手握住患儿手，使掌心向上，再以右手拇指侧面自板门推向大横纹，如图92，推50～100次。③横纹推向板门：医者以左手握住患儿手，使掌心向上，再以右手拇指侧面，自大横纹推向板门，如图93，推50～100次。

【功效】运板门能健脾和胃，消食化滞，调理气机。板门推向横纹，能止泻。横纹推向板门，能止呕。

【主治】食欲不振，伤乳食，呕吐，泄泻，腹胀，气喘，嗳气。

【临床应用】治疗乳食停积、腹胀腹泻、食欲不振、呕吐、嗳气等症，多与推脾经、运八卦、分腹阴阳等合用。治腹泻、呕吐等亦可单用本穴治疗，但推拿时间宜长。用于脾阳不振，乳食停滞引起的泄泻，多与推大肠、推脾经等合用。用于胃气受伤，失于和降所致呕吐，多与推脾经、推天柱骨、分腹阴阳、运八卦等合用。

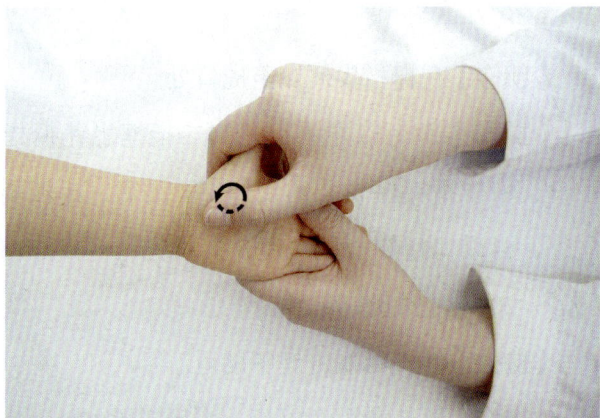

图 91　运板门

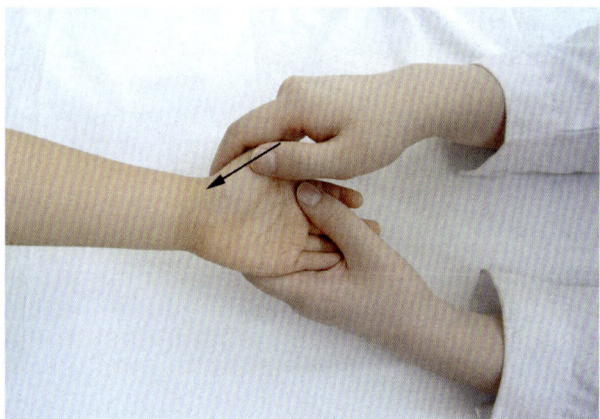

图 92　板门推向横纹

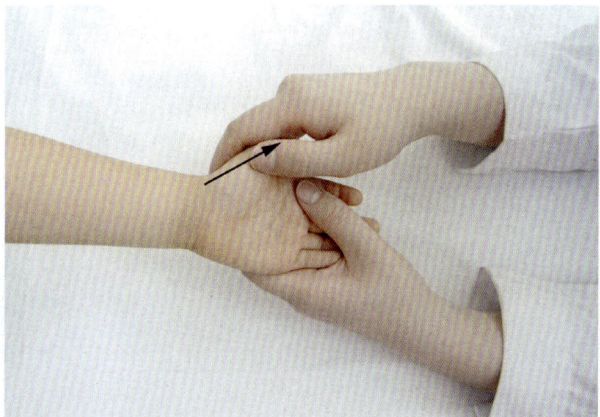

图 93　横纹推向板门

8. 天门入虎口

【部位】在拇指尖尺侧至虎口处。

【操作】医者以左手拇、中二指捏患儿拇指，食指托儿指根，右手食、中二指夹住患儿的食、中、无名、小四指，使手指向上，手掌向外，再以拇指侧面，自患儿拇指尖尺侧沿赤白肉际，推到虎口。推100～200次。如图94。

【功效】益气活血，健脾助运。

【主治】寒热泄泻，痢疾，腹痛。

【临床应用】本穴主治寒热泄泻，痢疾。能和血通关，平肝胆之火，除大肠之热。

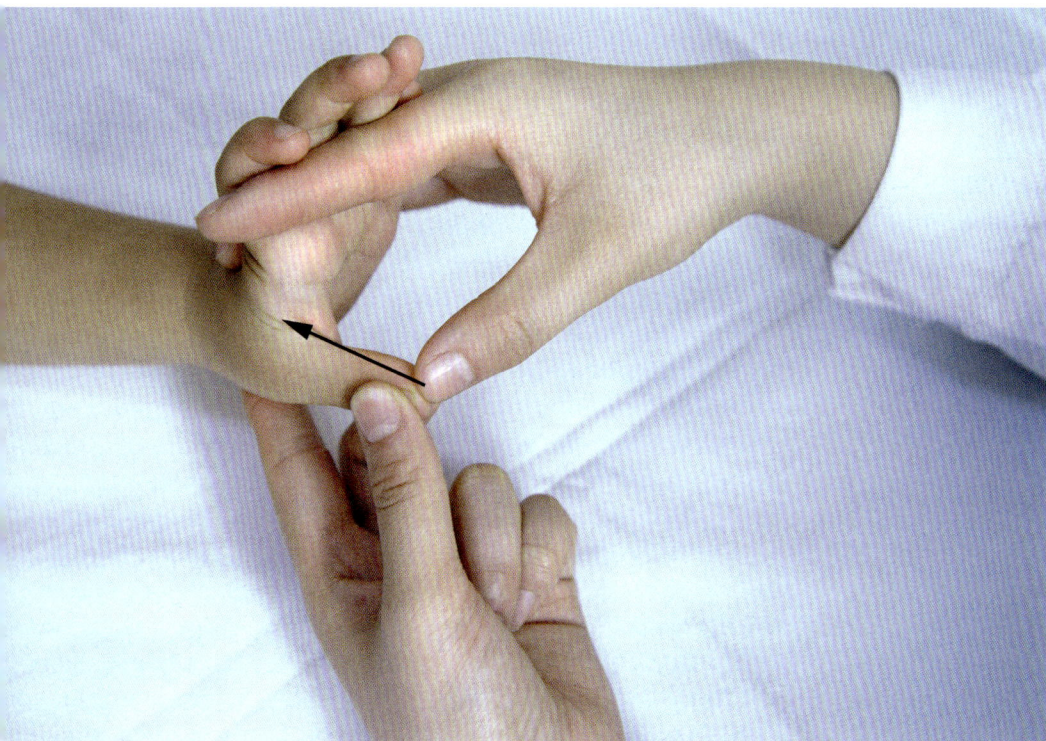

图94　天门入虎口

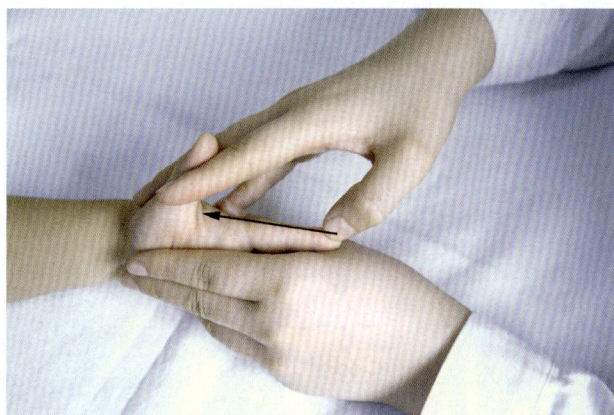

图 95 大肠 1

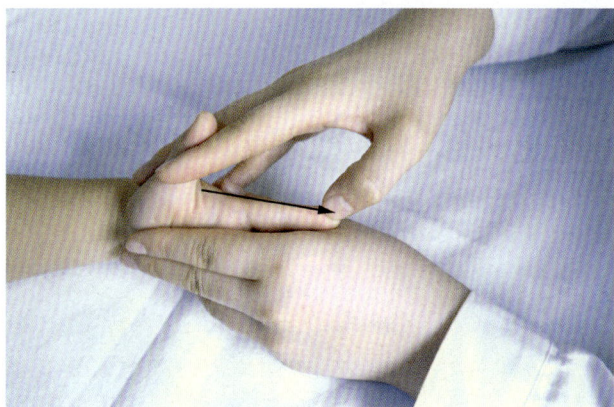

图 96 大肠 2

9. 大肠

【部位】在食指桡侧面。

【操作】医者以左手托住患儿手，使掌侧置，右手食、中二指，夹住患儿拇指，然后以拇指侧面，自患儿食指桡侧边，推向虎口为补，如图 95；反之为泻，如图 96。推 100～300 次。

【功效】补法可健脾固肠止泻。泻法可清热泻火，退肝胆之火。

【主治】赤白痢疾，寒热泄泻，肝胆火旺，腹痛，便秘，脱肛。

【临床应用】孙重三先生临床多用推大肠配伍推脾经、推上七节骨治疗小儿腹泻，虚证用补法，实证用泻法，随症灵活加减应用。如虚寒泻加推三关，捏脊；湿热泻去推上七节骨加清天河水，退六腑，推箕门；伤食泻加运板门，运八卦；气虚加天门入虎口等效果较好。

10. 指三关

【部位】在食指掌面上、中、下三节，即风、气、命三关。

【操作】医者以左手握住患儿手，右手食、中二指夹住患儿拇指，再以拇指侧面，自患儿食指掌面，稍偏桡侧，从指端推至虎口，推100～200次。如图97。

【功效】和血通关，平肝胆之火，清大肠之热。

【主治】寒热泻痢。

【临床应用】本穴还可作望诊用，察指纹即为验三关。红黄相兼为正常。若有病变则以浮沉辨表里，红紫辨寒热，淡滞定虚实，三关测轻重。

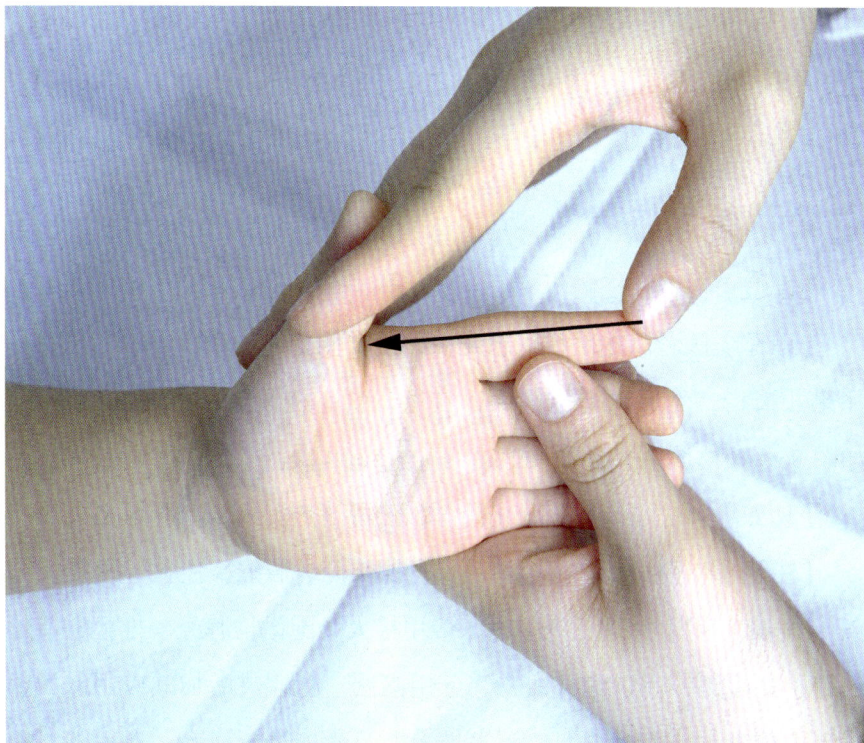

图97　指三关

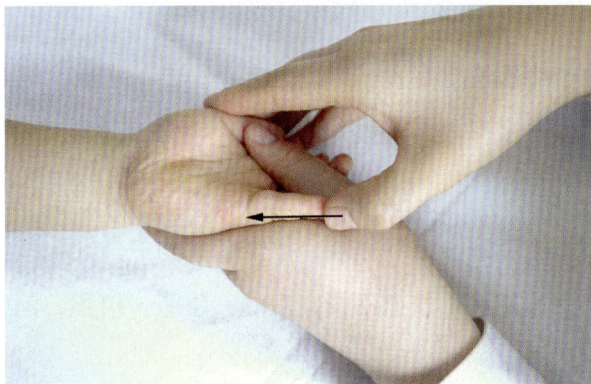

图 98　补小肠

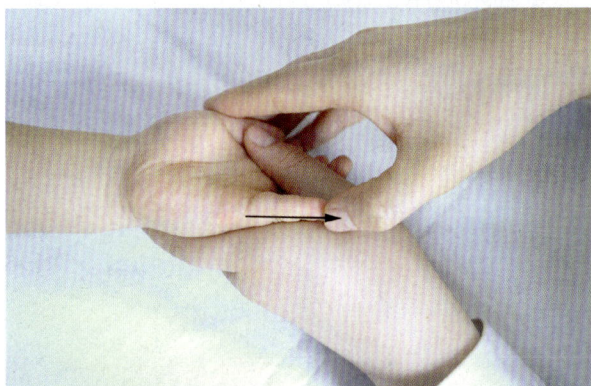

图 99　清小肠

11. 小肠

【部位】在小指尺侧边缘，自指尖至指根。

【操作】医者先以左手握住患儿手，使手掌向上。再以右手拇指，从患儿小指尖推到小指根为补小肠，如图 98；由小指根到小指尖为清小肠，如图 99。均推 100 ～ 200 次。

【功效】滋阴补虚，清热利尿，泌别清浊。

【主治】小便赤涩，水泻，午后潮热，口舌糜烂等。

【临床应用】本穴多用清法，主要用于小便短赤不利或尿闭，泄泻等。若心经有热，移热于小肠，以本法配清天河水，能加强清热利尿的作用。若阴虚水亏，小便短赤，可用补法。

12. 四横纹

【部位】在食、中、无名、小指的掌面，第二节横纹中间。

【操作】医者以左手握患儿手掌，使掌面向上，手指略屈，再以右手拇指甲，自患儿食指依次掐至小指，继以揉之。如图100。

【功效】退热除烦，散瘀结；调中行气，和气血，消胀。

【主治】气血不畅，腹痛，腹胀，疳积，消化不良，喘促气闷，胸满，咳痰，口唇干裂，腹痛。

【临床应用】用于胸闷痰喘，多与运八卦、推肺经、推膻中等合用；用于内伤乳食、消化不良、腹胀等，可与捏脊、推脾经、揉板门合用。

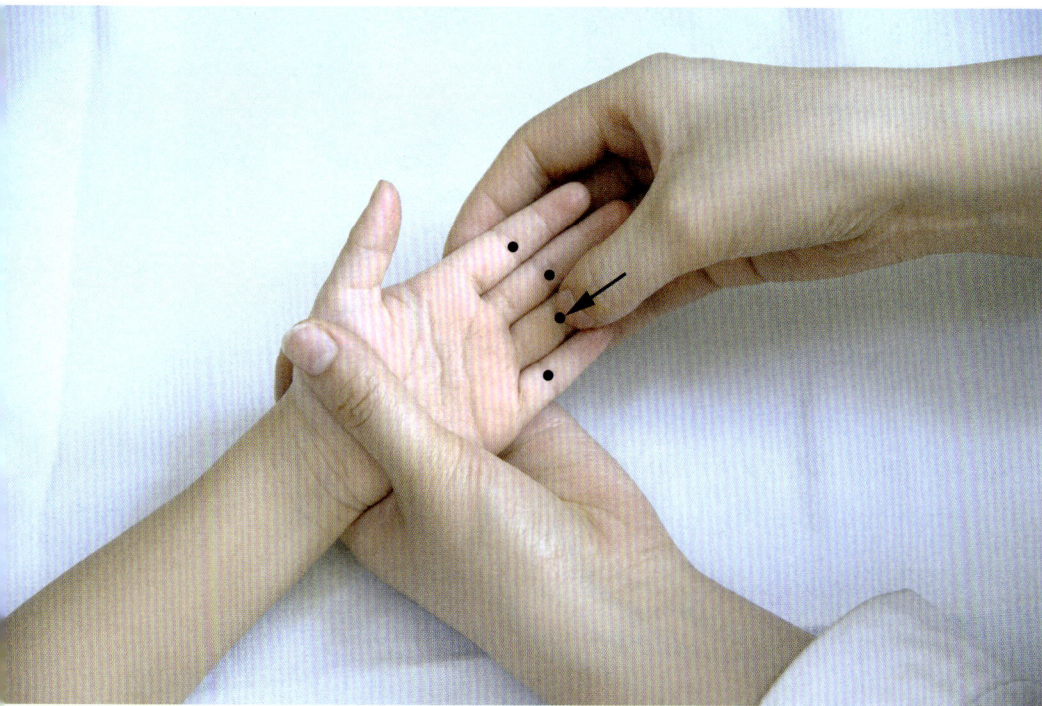

图100　四横纹

13. 内劳宫

【**部位**】在手掌中央。即以患儿中指、无名指，屈向掌心，当两指尖所着之处，中间是穴。

【**操作**】医者先以左手握患儿四指，使手伸直，再以右手食、中二指夹住患儿拇指，然后以拇指甲掐之，继以揉之。如图 101。

【**功效**】清热除烦，熄风凉血。

【**主治**】心热抽搐，睡卧不安，感冒发烧，恶寒无汗，气逆呕哕，烦渴，口臭，口疮，溺血，便血，牙龈溃烂，癫狂，痫证，癔证，手指麻木，衄血。

【**临床应用**】本穴属心包络，为清热除烦的效穴。治疗发热、五心烦热、口舌生疮、烦渴、齿龈糜烂、便血等，多与清天河水、掐揉小天心等合用，推拿时在内劳宫穴滴一滴凉水，用口边吹边揉，则清热之力更强。

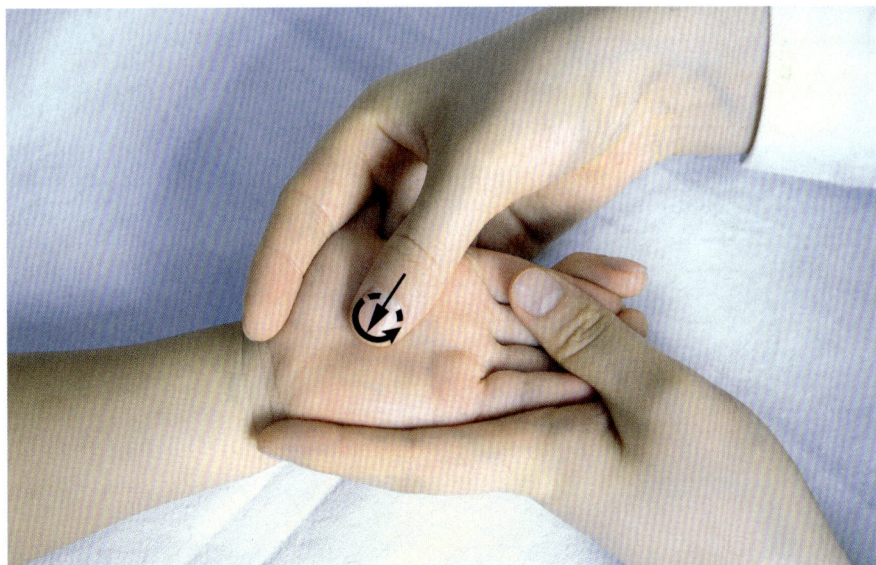

图 101　内劳宫

14. 八宫（八卦）

【部位】在手掌中心以外圆圈。分乾、坎、艮、震、巽、离、坤、兑八宫。

【操作】顺运八卦：医者先以左手持患儿左手四指，使掌心向上，同时拇指按定离宫，再以右手食、中二指夹住患儿拇指，然后以拇指自乾向坎运至兑宫为一遍。在运至离宫时，应从左手拇指上运过，否则恐动离火。运50～100次。如图102。逆运八卦与顺运八卦方向相反。

【功效】顺运八卦能宽胸理气，止咳化痰，行滞消食。逆运八卦能降气平喘。

【主治】急慢惊风，痰喘咳嗽，吐乳胸闷，泄泻，腹胀，食欲不振，恶寒，发热。

【临床应用】治疗胸2、咳嗽、气喘、呕吐、腹胀、腹泻、食欲不振等，常配伍推脾经、掐揉四横纹、揉板门、推揉膻中、分腹阴阳等。治疗痰喘呕吐等，多与推天柱骨、推膻中等合用。临床上分运八卦常与顺运或逆运八卦合用。乾震顺运能安魂，巽兑顺运能定魂，离乾顺运能止咳，坤坎顺运能清热，坎巽顺运能止泻，巽兑逆运能止呕，艮离顺运能发汗，揉艮宫能健脾消食。

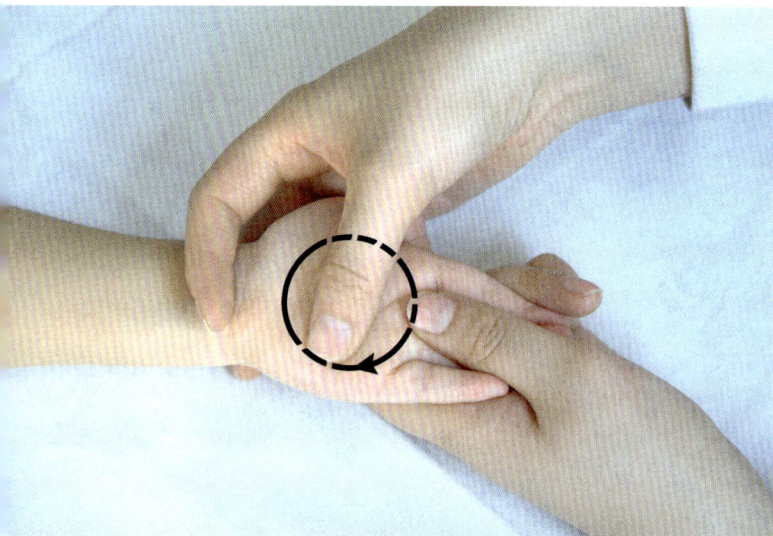

图 102　八卦

15. 小天心

【**部位**】在患儿手掌根部，大横纹之前，阴池、阳池之间。

【**操作**】医者先以左手托住患儿手，使掌心向上，再以右手拇指甲掐之，继以向外旋转的泻法揉之。如图 103、图 104。

【**功效**】清热，镇惊，利尿，明目。

【**主治**】急热惊风，抽搐，烦躁不安，夜啼，小便赤涩，眼上视、下翻，目定无神，痘疹不欲出。揉之能清膀胱之热，通利小便。

【**临床应用**】治疗心经有热、惊风、夜啼等，与清天河水、揉二马、清肝经等合用。若心经热盛，移热于小肠出现口舌生疮、小便赤涩等，多与清天河水、清小肠、揉二马合用。若眼上翻者则向下掐、捣；右斜视者向左掐、捣；左斜视者向右掐、捣。本穴与内劳宫同属心包络，均能清心经之热，镇惊安神，但内劳宫清热力强，小天心安神力强，并能利尿、透疹。

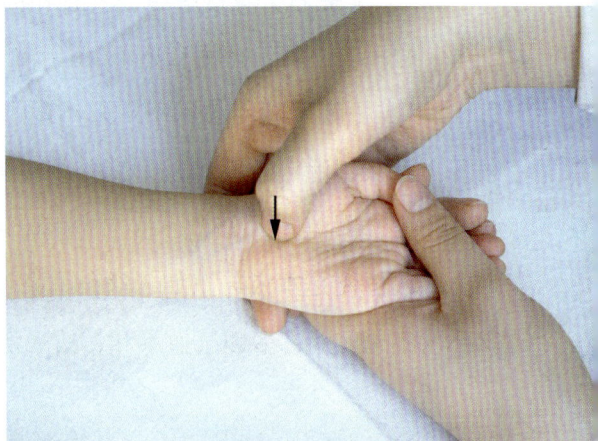

图 103　小天心 1

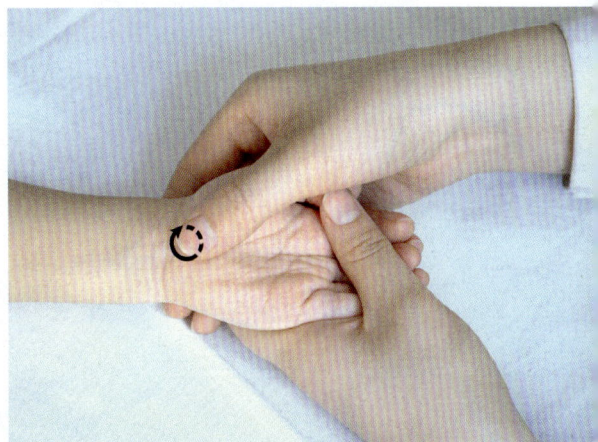

图 104　小天心 2

16. 阴阳

【部位】在手掌根部，自小天心处向两旁分至阳池、阴池。

【操作】分手阴阳：医者两手食指固定患儿掌根两侧，中指托住患儿手背，无名指、小指固定患儿的四指，然后以两拇指向外分推之。推 100 ～ 150 次。如图 105。

【功效】平衡阴阳，调和气血，行滞消食。

【主治】急慢惊风，乳食积滞，寒热往来，身热不退，烦躁不安，腹泻，呕吐，痰涎壅盛。

【临床应用】用于阴阳不调、气血不和所致寒热往来、烦躁不安、腹胀、泄泻、呕吐、痢疾、乳食停滞等。实热证，阴池宜重分；虚寒证，阳池宜重分。孙重三先生善用分手阴阳，临证时其处方的第一个穴位便是本穴，正如《幼科推拿秘书·推拿手法·分阴阳》中说："盖小儿之病，多因气血不和，故一切推法，必先从阴阳分起。"

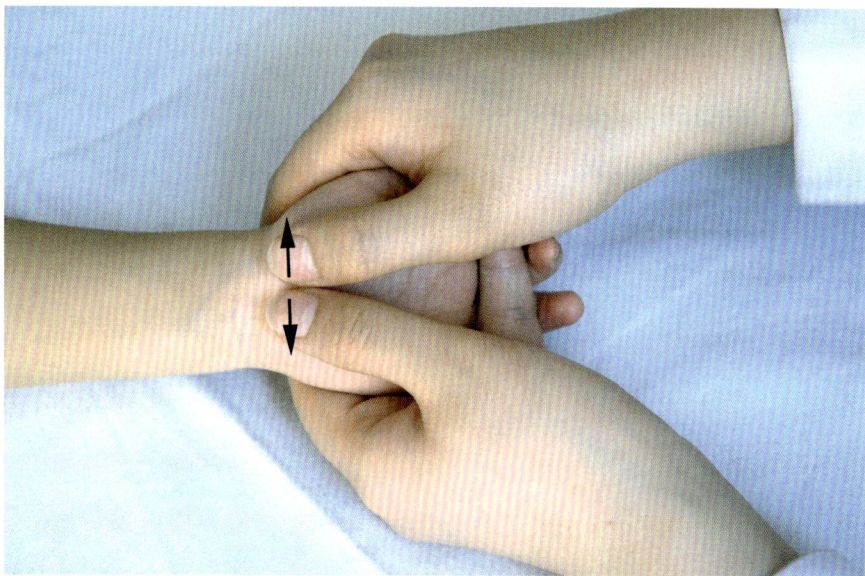

图 105　阴阳

17. 总筋

【部位】在手腕掌后横纹中点。

【操作】

（1）揉总筋：以拇指或中指按揉之。如图106。

（2）拿总筋：以拇指按穴位上，以食指按手腕背部对合拿之，另一手握其四指摆动。

【功效】清心热，退潮热，通调周身气机。

【主治】心经热，口舌生疮，潮热，牙痛，肠鸣吐泻，惊风抽搐。

【临床应用】本穴能清热，亦能通调周身气机。用揉法操作宜快，稍用力，对实热、潮热皆有疗效。若口舌生疮，潮热，夜啼用掐揉法，配清天河水能加强其清热的作用。

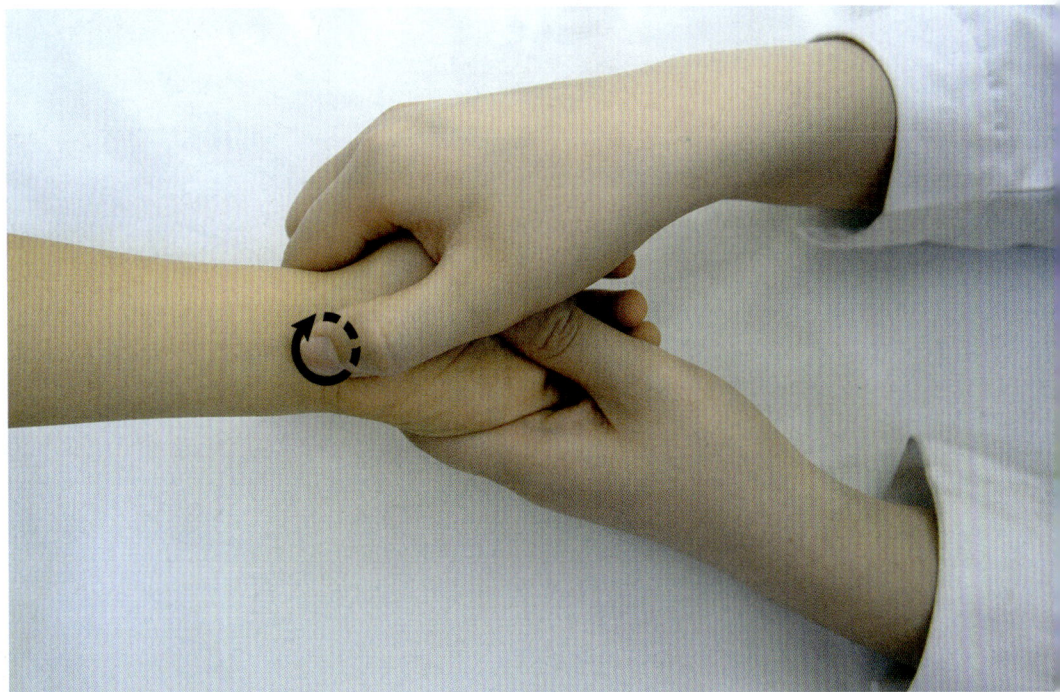

图106　总筋

18. 十王穴（十宣穴）

【部位】在两手五指尖，靠近指甲处。

【操作】医者以左手握住患儿手，使手掌向外，手指向上，再以右手拇指甲，先掐患儿中指，然后逐指掐之。掐 3 ～ 5 次。如图 107。

【功效】主要用于急救。孙重三先生认为此穴可退实热。

【主治】急热惊风，抽搐天吊，心热，烦躁，惊吓不安，身烧潮热，神呆，多啼，精神恍惚。

【临床应用】用于急救时多与掐人中、掐老龙、掐少商等合用。

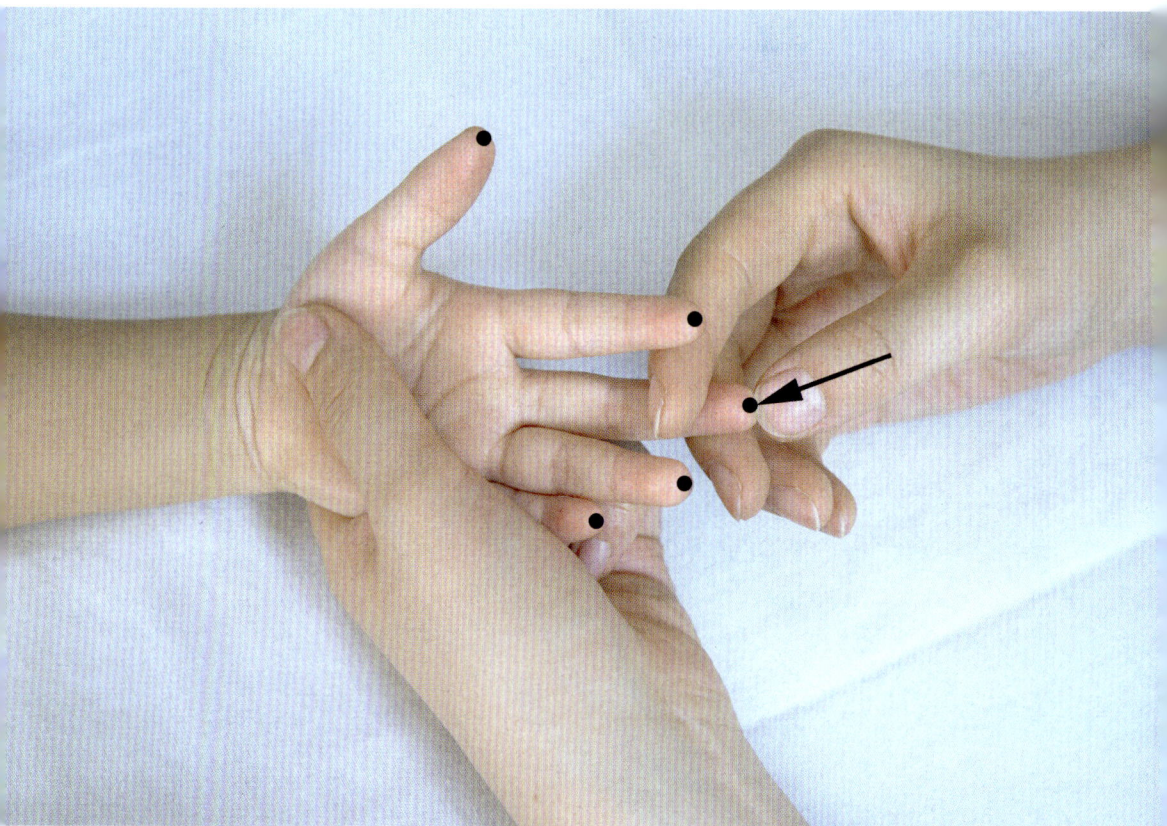

图 107　十王穴

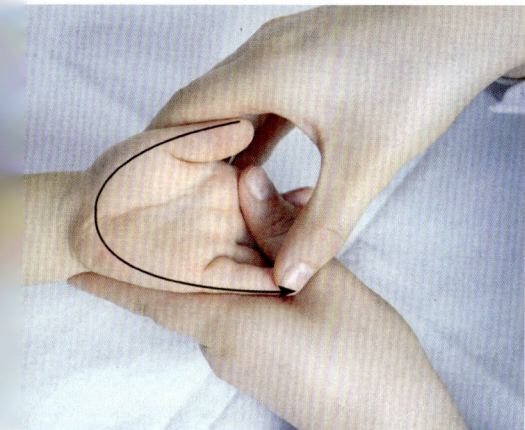

图 108　运土入水

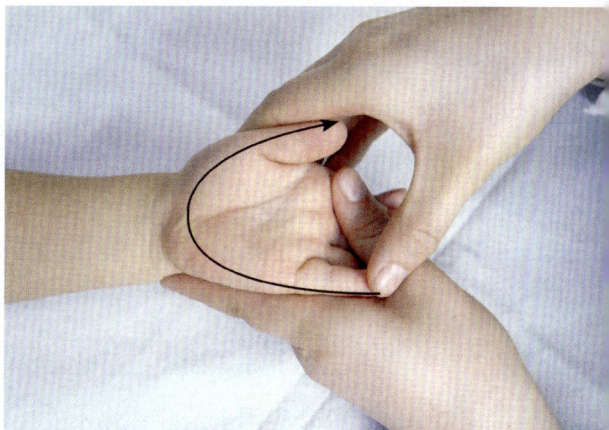

图 109　运水入土

19. 运土入水，运水入土

【部位】从患儿拇指端至小指端，沿手掌边缘成一条弧形曲线。

【操作】医者以左手握住患儿手指，使手掌向上，同时拇、中二指捏患儿拇指，再以右手拇指侧面，自患儿拇指端，循手掌边缘，向上推运至小指端为一次，称运土入水，如图 108；反之，称运水入土，如图 109。推运 100～200 次。

【功效】运土入水主清脾胃之湿热，补肾水之不足。运水入土主健脾补虚，止泻，利小便。

【主治】运水入土治疗吐泻，痢疾。运水入土治疗体弱腹胀，青筋暴露，痢疾泄泻，小便不利，饮食停滞。

【临床应用】运土入水能清脾胃湿热，利尿止泻，常用于新病、实证，如因湿热内蕴而见少腹胀满、小便赤涩、泄泻、痢疾等症。运水入土能健脾而助运化，润燥而通大便，多用于因脾胃虚弱而见完谷不化、腹泻痢疾、疳积、便秘等症。

20. 五指节

【部位】在手指背面，近侧指间关节处。

【操作】医者以左手握患儿手掌，使掌面向下，以右手拇指使患儿五指微屈，依次掐之，继以揉之。如图110。

【功效】掐揉五指节能祛风通关开窍，醒神定痉，安神镇惊。揉五指节能祛风痰。

【主治】惊风抽搐，口吐涎沫，咳嗽痰盛。

【临床应用】治疗惊惕不安、惊风等症，多与清肝经、掐老龙等合用。治疗胸闷、痰喘、咳嗽、吐涎等症，多与运八卦、推揉膻中等合用。捻搓五指节可治扭挫伤引起的关节肿痛，屈伸不利等症。经常搓揉该穴可增强小儿智力，用于小儿保健。

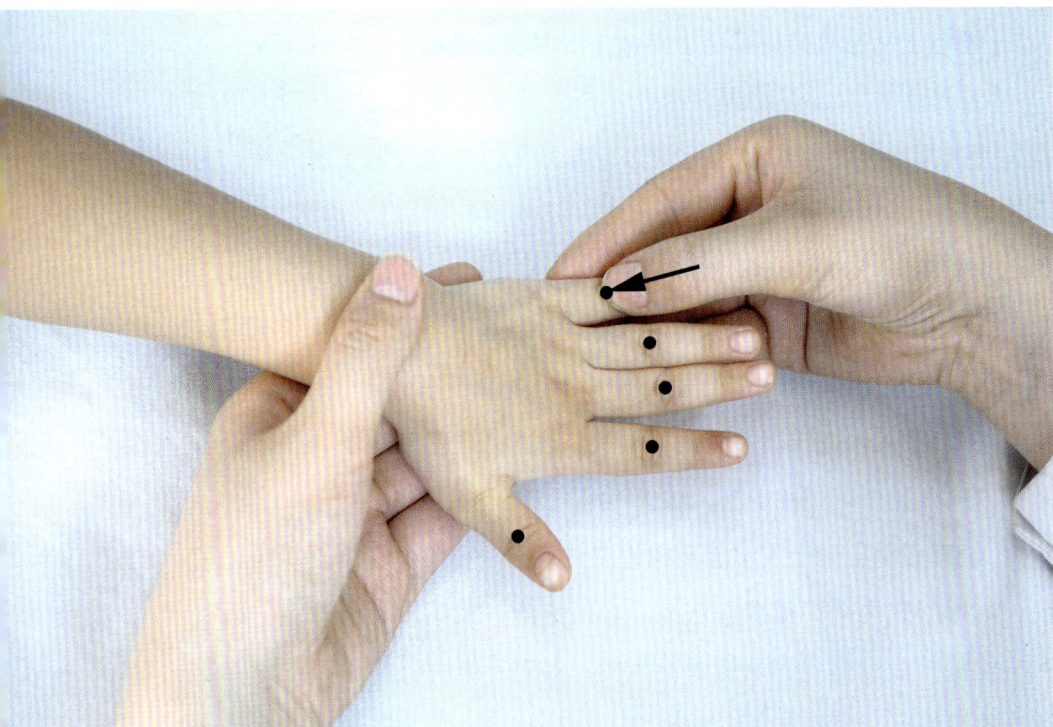

图110　五指节

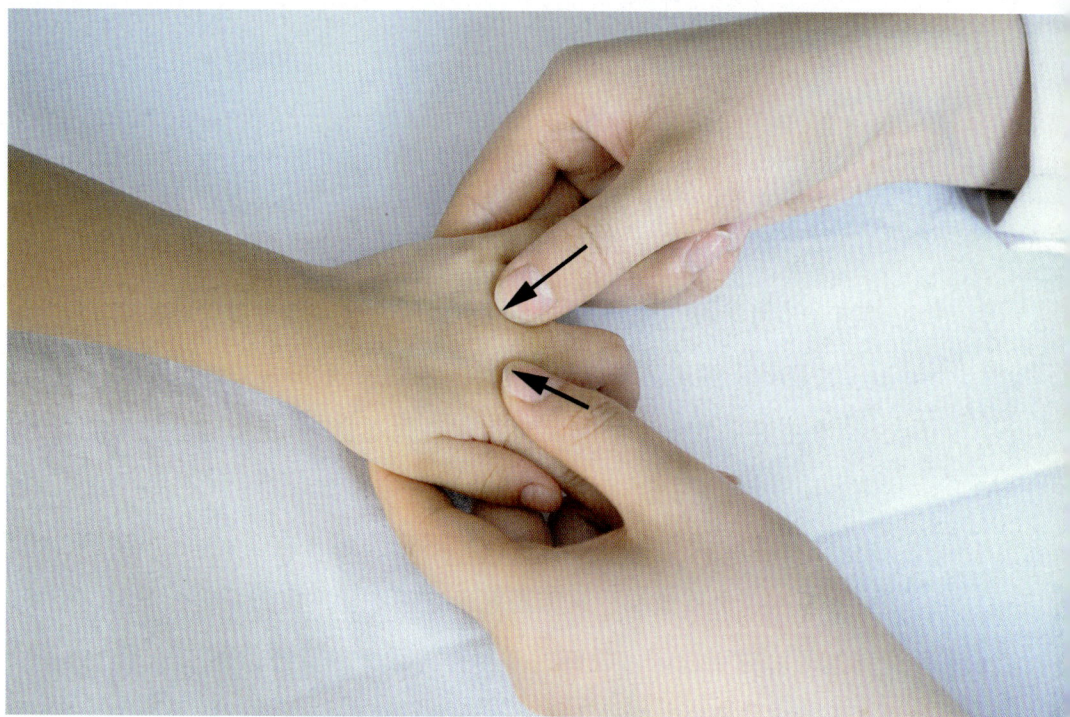

图 111 二扇门

21. 二扇门

【部位】在手背中指本节两旁凹陷中。

【操作】令患儿手掌向下，医者先以两手食、中二指固定患儿腕部，无名指托患儿手掌，然后以两拇指甲于本穴同时掐之，继以揉之。如图 111。

【功效】发汗解热，安神止痉。

【主治】发热无汗，伤风，感冒，痰喘气粗，呼吸不畅，急惊风，抽搐，口眼喎斜。

【临床应用】如欲发汗，先掐心经与外劳宫，再重按太阳穴，然后掐此穴，至患儿头部及前后身微汗出为止。如口眼喎斜，向右歪者，宜重掐左手穴；向左歪者，宜重掐右手穴。本穴性温，散而不守，易伤阳耗气，故对体虚患儿须用本穴时，必先固表（补脾经、补肾经、揉肾顶），然后再用汗法，操作时要稍用力，速度宜快。

22. 外劳宫

【部位】在手背与内劳宫相对处。

【操作】医者以左手托患儿手臂，令其掌心向下，四指微屈，医者右手食、中指固定患儿腕部，以拇指甲掐之，继以揉之。如图 112。

【功效】温阳散寒，升阳举陷，发汗解表。

【主治】腹痛，肠鸣，泄泻，消化不良，脱肛，遗尿，咳嗽，气喘，疝气等。

【临床应用】主治一切寒证，不论外感、内伤皆宜。常用于治疗外感风寒，鼻塞流涕，脏腑积寒，完谷不化，腹痛肠鸣，泄泻，痢疾，疝气等。对于遗尿、脱肛，多与补脾经、补肾经、揉二马等合用。小儿手背皮肤娇嫩，操作不慎易损伤皮肤，治疗时应予注意。

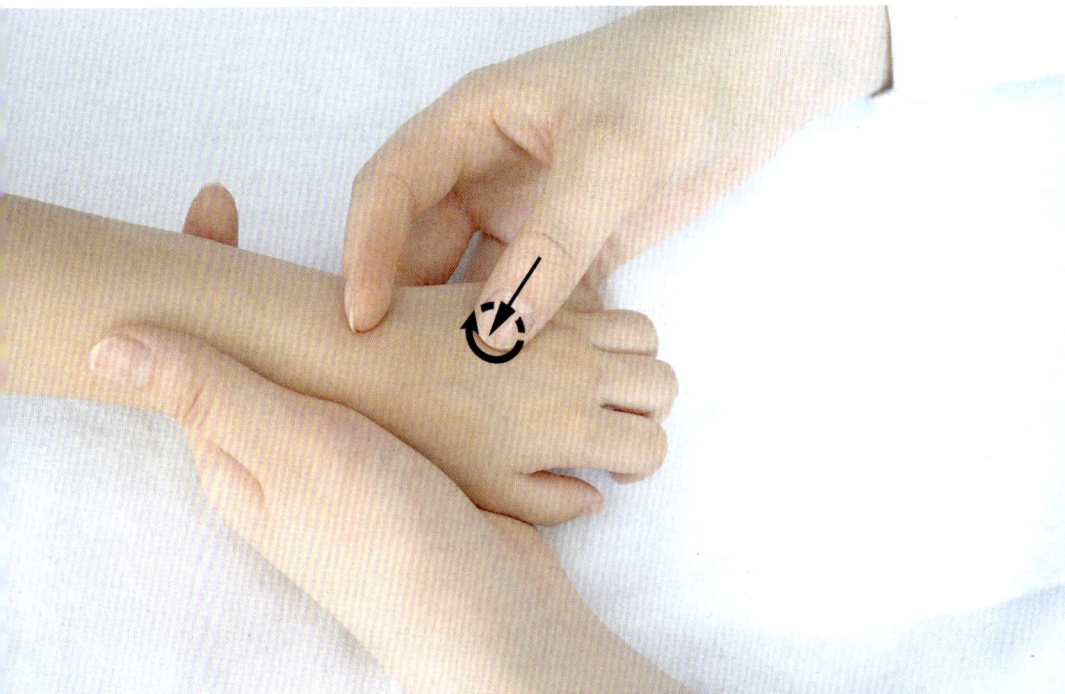

图 112　外劳宫

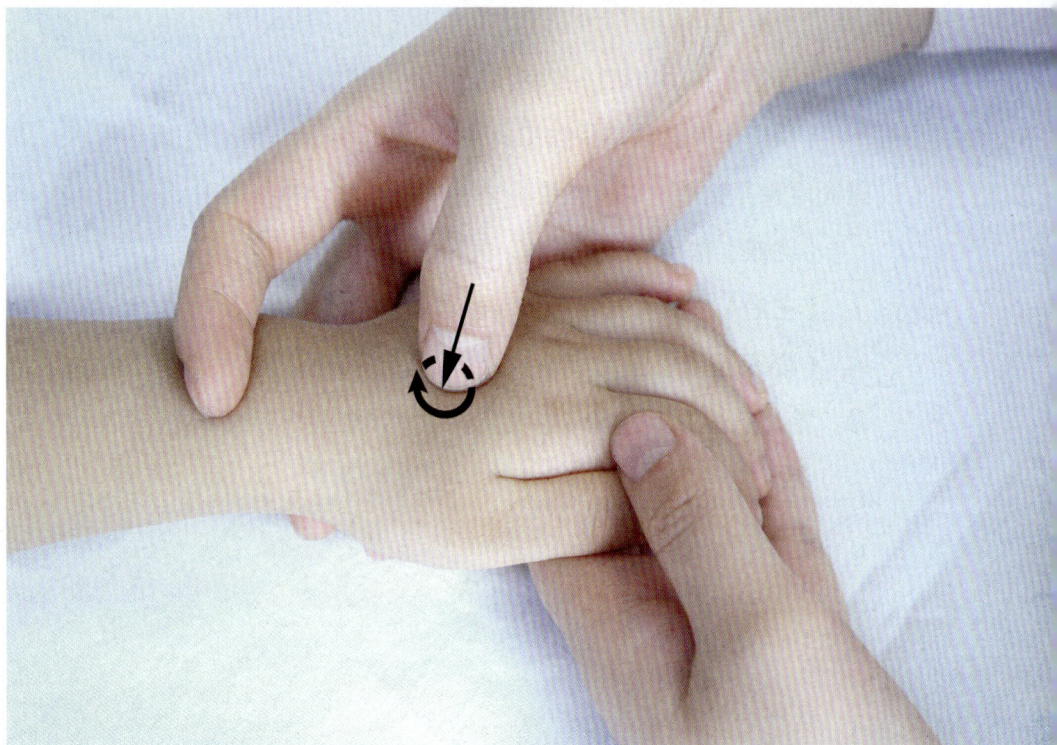

图 113　精宁

23. 精宁

【部位】在手背二、三掌骨交缝处。

【操作】医者以左手捏患儿手掌，令其掌心向下，医者右手食、中指固定患儿腕部，以拇指甲掐之，继以揉之。如图 113。

【功效】开窍醒神。

【主治】耳鸣，头痛，急惊暴死，昏迷不醒。

【临床应用】治疗急惊暴死、昏迷不醒，若掐之有声者易治，无声者难治。

24. 威灵

【部位】在手背四、五掌骨交缝处。

【操作】医者以左手捏患儿手掌，令其掌心向下，医者右手食、中指固定患儿腕部，以拇指甲掐之，继以揉之。如图114。

【功效】祛痰涎，消痞积。

【主治】痰喘，气吼，干呕，痞积。

【临床应用】除用于治疗痰食积聚、干呕、疳积等，还可用于急救，治疗急惊昏厥，多与掐威灵合用，以加强开窍醒神之作用。

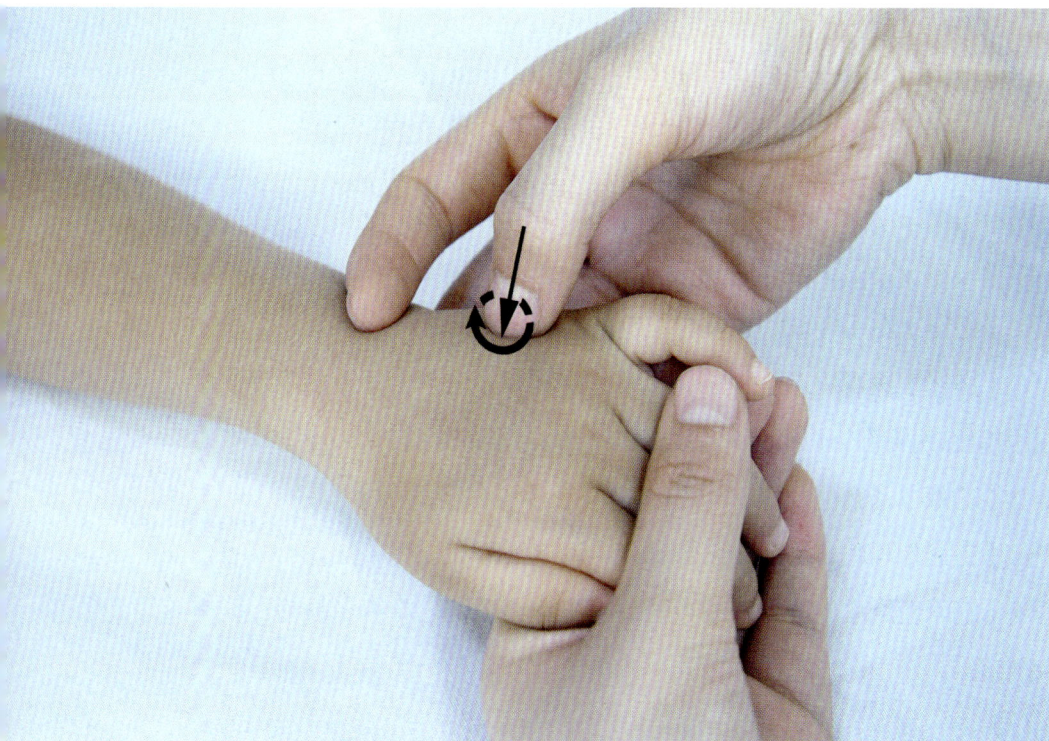

图114　威灵

25. 二人上马（二马、上马）

【部位】在手背无名指与小指中间的后方，与手掌兑宫相对。

【操作】医者以左手握住患儿手，使手心向下，再以右手拇、中二指对过掐之，继以揉之。如图 115。

【功效】补肾滋阴，顺气，滋肾，清心，利小便。

【主治】小便赤涩，神昏，腹痛，体虚，淋证，脱肛，遗尿，消化不良，牙痛，咬牙，喘促。

【临床应用】治疗阴虚阳亢、潮热盗汗、烦躁、小便赤涩、牙痛、久病体虚、睡时磨牙等，常与其他补益穴合用。本穴对小便闭塞，疗效明显。对体质虚弱肺部有干性啰音者，配揉小横纹；湿性啰音，配揉掌小横纹，多揉有效。

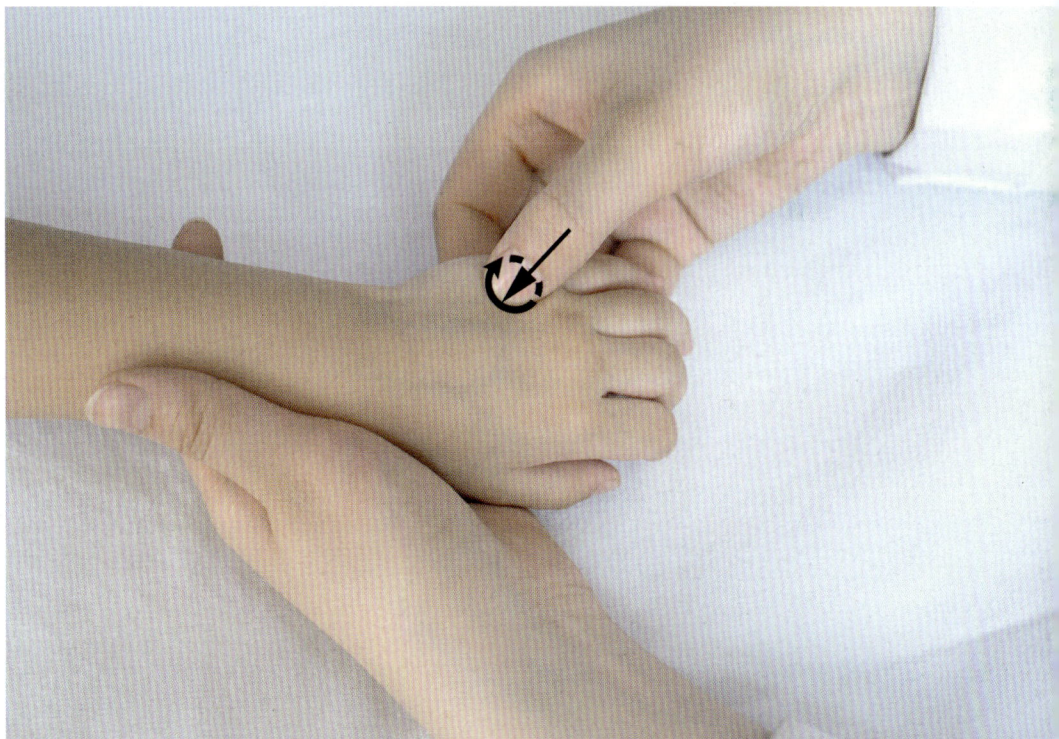

图 115 二人上马

26. 合谷

【部位】在手虎口歧骨间陷中。

【操作】医者先以左手握患儿手，使其手掌侧置，再以右手的食、中二指固定患儿腕部，然后以拇指甲重掐之，继以揉之。如图116。

【功效】清热，通络，止痛。

【主治】头痛，项强，身热无汗，鼻衄，喉痛，口噤不开，积食不化，口疮，面肿。

【临床应用】治疗发热无汗、头痛、项强时，常配合推肺经、揉太阳、拿风池等。治疗头面部及其他部位的病证时，可配伍阿是穴及相关穴位。

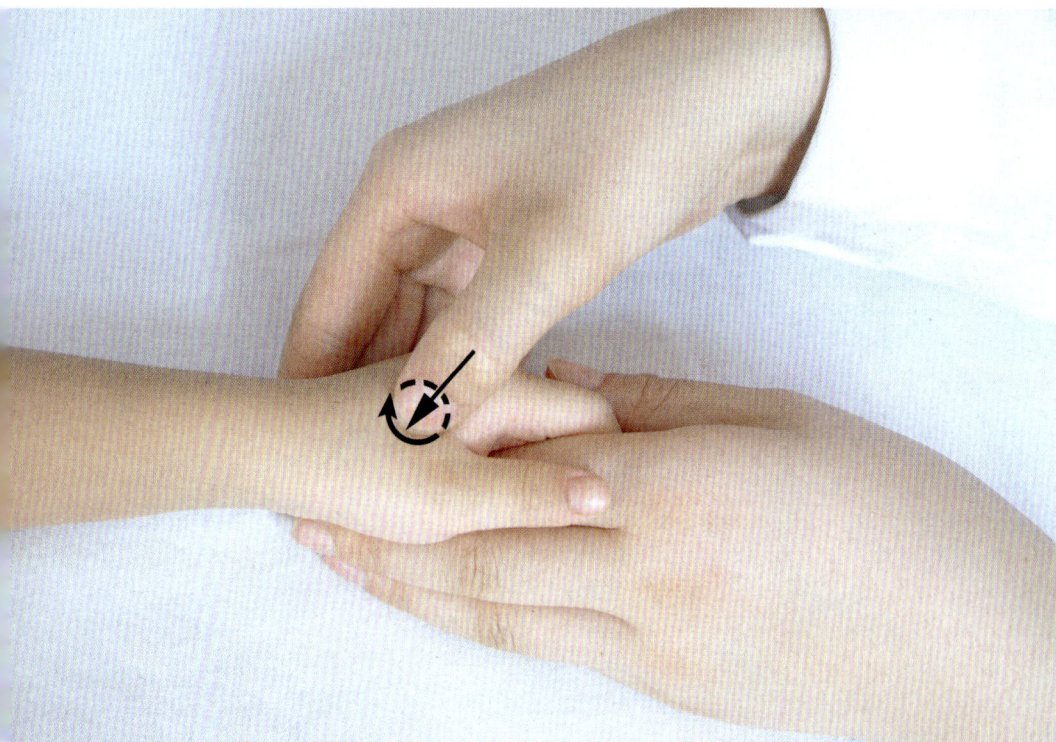

图116　合谷

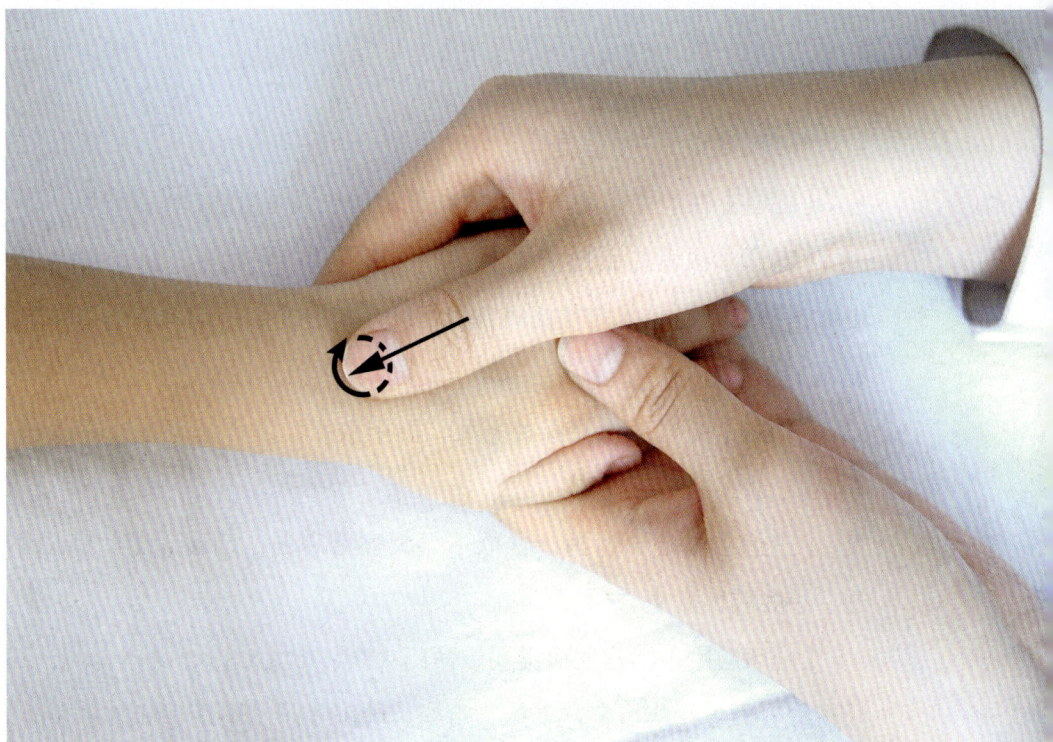

图 117　一窝风

27. 一窝风

【部位】在手背，腕横纹中央凹陷中。

【操作】令患儿手掌向下，医者以左手托患儿手，使手略向上屈，再以右手拇指或食指掐之，继以揉之。如图 117。

【功效】温经通络，行气散寒，止腹痛。

【主治】伤风感冒，一切腹痛，急慢惊风。

【临床应用】对于因受凉、食积等各种原因引起的腹痛，均可用之来治疗。另外，该穴还具有温通经络的作用，对于风湿性关节炎，也有一定的作用。本穴与二扇门、外劳宫皆温阳散寒，但一窝风主要用于腹痛，又能祛经络之寒以止痹痛；外劳宫主要用于脏腑积寒与气虚下陷之证；二扇门主要用于外感风寒无汗。

28. 三关

【部位】在前臂桡侧，自腕横纹至肘横纹成一直线。

【操作】医者左手持患儿手腕，令其手掌向内侧置，医者右手食、中二指并拢，沿患儿前臂桡侧自腕横纹推向肘横纹，推100～200次，如图118。

【功效】益气活血，温补下元，温阳散寒，发汗解表，补虚逐邪，和血顺气，培养一身根本。

【主治】腹痛，泄泻，食欲不振，病后衰弱，四肢无力，疹出不透，小儿肢体瘫痪。

【临床应用】治疗气血虚弱、命门火衰、下元虚冷、身体虚弱、四肢厥冷、面色无华、食欲不振、疳积、吐泻等阳气不足、气血亏虚证，多与补脾经、补肾经、揉二马、运八卦等合用。用于疹毒内陷、瘾疹不出、黄疸、阴疽、感冒恶寒等证，多与推脾经、清肺经、运八卦、掐二扇门等合用。

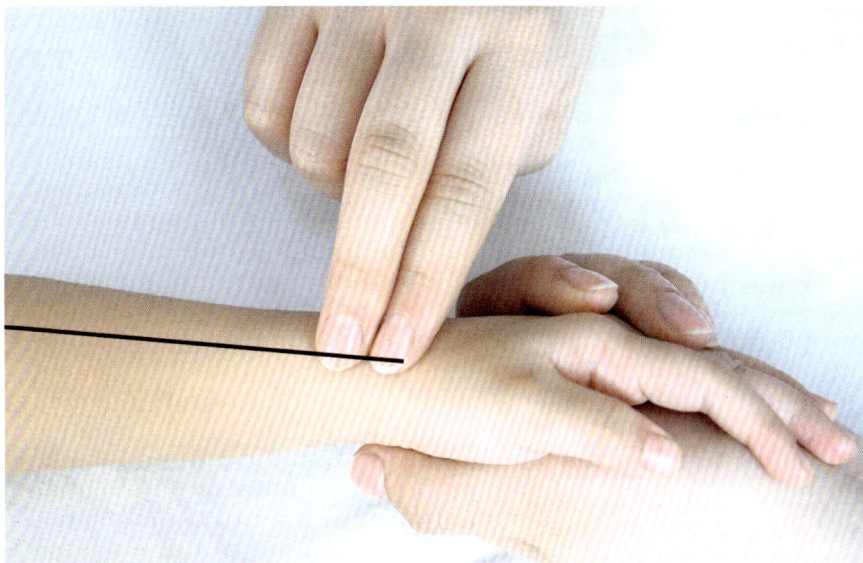

图118　三关

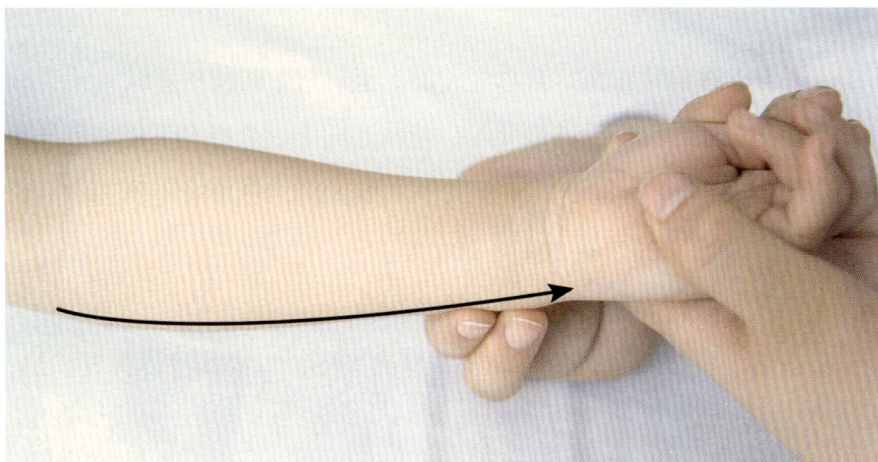

图 119 六腑

29. 六腑

【部位】在前臂尺侧，自腕横纹至肘横纹成一直线。

【操作】医者左手持患儿手腕，令其手掌向内侧置，医者右手食、中二指并拢，沿患儿前臂尺侧自肘横纹推向腕横纹，推 100 ～ 200 次，如图 119。

【功效】清热，凉血，解毒，止汗。善清营分、血分热。

【主治】一切实热证。心热烦躁，脏腑郁热积滞，肺气不降，大便干燥，口渴，惊风，鹅口疮，重舌，腮腺炎，肿毒，热痢。

【临床应用】本穴性大寒。对脏腑郁热积滞、壮热苔黄、口渴咽干、疟腮、肿毒、大便干燥等实热证均可用之。本穴与补肺经合用止汗效果较好。本穴与推三关为大凉大热要穴，可单用，亦可两穴合用。若患儿阳气不足、下元虚冷、久泻等可单用推三关；若高热烦渴、大便干燥等可用退六腑。两穴合用能平衡阴阳，防止大凉、大热伤其正气。孙重三先生认为本穴清热力量较天河水强，多用于实热证，体温在 39℃以上者。

30. 天河水

【部位】在前臂正面，自总经（筋）至肘弯中间成一直线。

【操作】医者以左手持患儿手，使掌心向上，食指在下伸直，托患儿前臂，再以右手拇指侧面或食、中二指正面，自总经（筋）向上成直线推之，如图120。推100～200次。

【功效】清热解表，泻心火，除烦躁。

【主治】急热惊风，惊啼烦躁，身热腹胀，口渴饮冷，脾胃积热，一切实热证。

【临床应用】本穴性微凉，清热而不伤阴。治疗感冒、发热、头痛、恶风、汗出、咽痛等症，常与四大手法合用。清天河水清热而不伤阴，善清卫分、气分之热，虚、实热皆可用。治疗五心烦热、烦躁不安、惊风、口舌生疮、弄舌、重舌等，可与清心经、清肝经等合用。孙重三先生认为本穴清热作用平和，善清表热，潮热，多用于体温在39℃以下者。

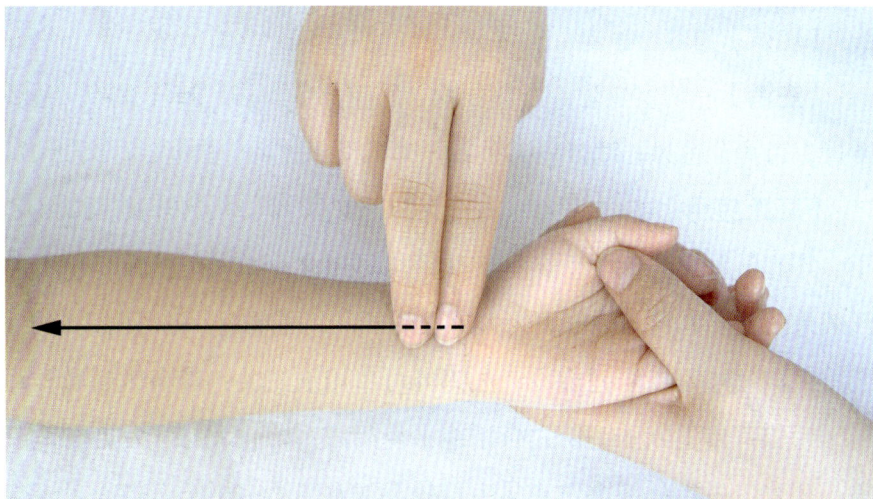

图120　天河水

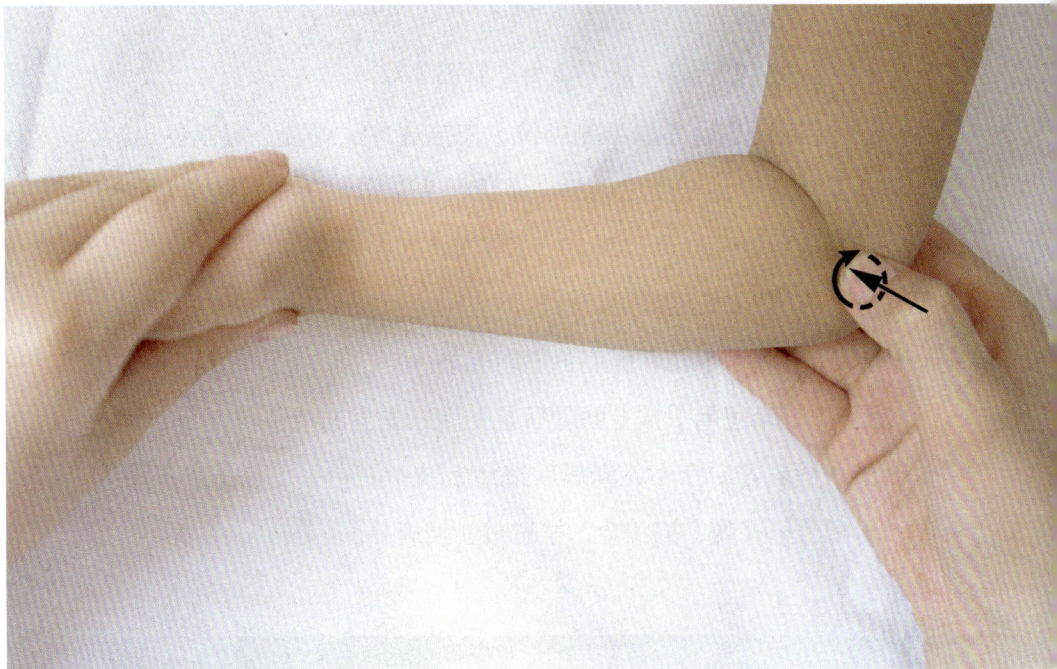

图 121　曲池

31. 曲池

【部位】曲池在肘弯横纹头陷中。

【操作】一手使患儿屈肘，另一手握住患儿肘部，以拇指甲于穴位上掐之，继以揉之。如图 121。

【功效】解表退热，利咽。

【主治】感寒身热，逆气，嗳气，呕吐涎沫，咽喉肿痛，齿痛，目赤痛，瘰疬，瘾疹，腹痛，癫狂，皮肤干燥。

【临床应用】临床主要用于治疗风热感冒、咽喉肿痛、咳喘等，多与清天河水、清肺经合用。治疗上肢痿软，多与手三里、合谷等配伍。

32. 肋骨弓

【部位】肋骨弓从十一肋至肘部。

【操作】令儿取半侧卧位，先掐肩井、臂臑、肩髃各 30 次。然后一手握儿肘关节使之上举，掌面向头；另一手以尺侧掌根，自儿十一肋端向上轻轻推至肘部 10～20 次。如图 122。

【功效】疏通经络，行气活血。

【主治】小儿麻痹症手不能上举。

【临床应用】推上肋骨弓是孙重三先生的特色操作，为其他历代文献未载。若治疗小儿麻痹后遗症上肢不能抬举，孙先生多用推上肋骨弓配合掐臂臑、掐臑会、掐肩贞、掐肩井。

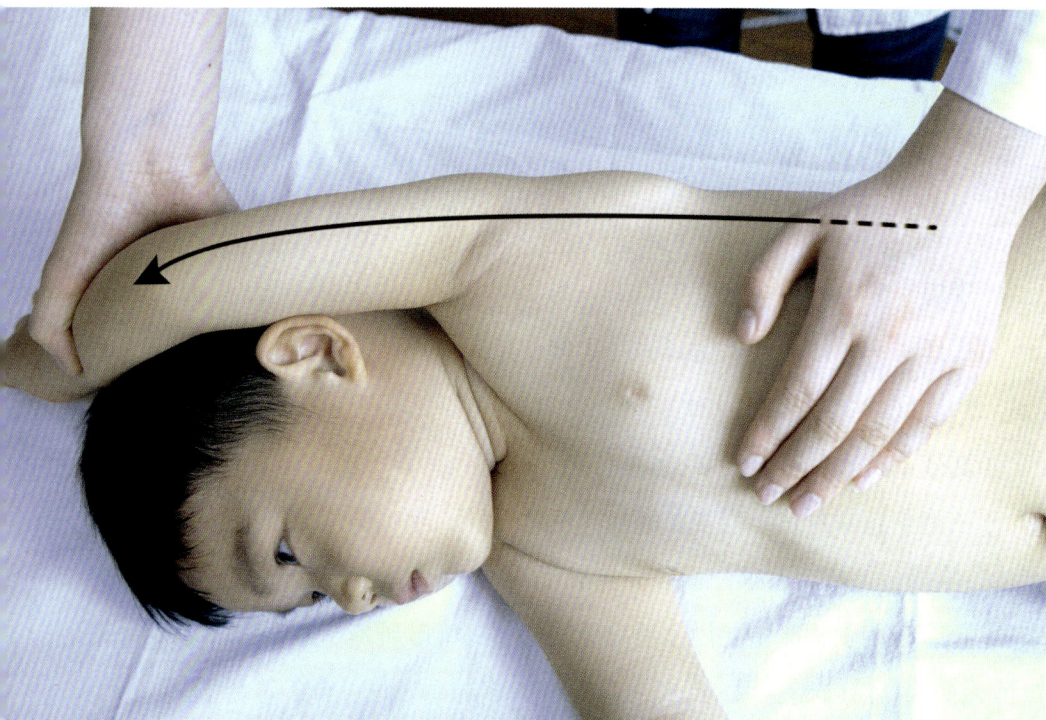

图 122　肋骨弓

第五节　下肢部穴位

1. 百虫

【部位】在大腿内侧，髌骨内侧缘上 3 寸，股四头肌肌肉丰厚处。

【操作】医者以两手拇、中二指合拿患儿左右两穴。如图 123。

【功效】通经络，止抽搐。

【主治】惊风，抽搐，昏迷不省人事，下肢痿躄不用。

【临床应用】治疗下肢瘫痪及痹痛等症，常与按揉足三里、拿委中、按揉承山等合用。惊风抽搐，多与清肝经、掐人中等配伍应用。

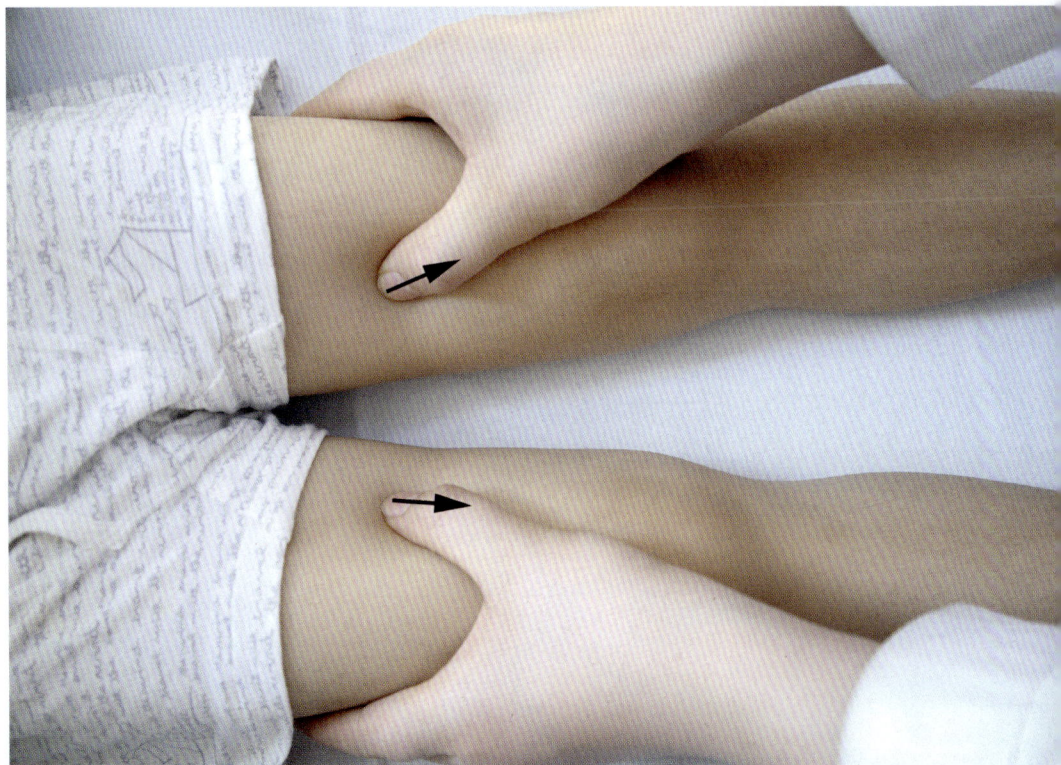

图 123　百虫

2. 膝眼

【部位】在膝盖骨下两旁陷中。

【操作】令患儿腿伸直，医者以右手拇、食二指合拿之，继以揉之。如图124。

【功效】息风止惊，通经活络。

【主治】急慢惊风，抽搐，膝痹痛，下肢无力。

【临床应用】配合拿委中、揉承山等治疗下肢痿软无力；与清肝经、掐人中等同用，可治惊风抽搐。揉膝眼配合拿委中治疗小儿麻痹症而致的下肢痿软无力，揉膝眼能治疗因风寒而致的膝痛及膝关节的扭挫伤。

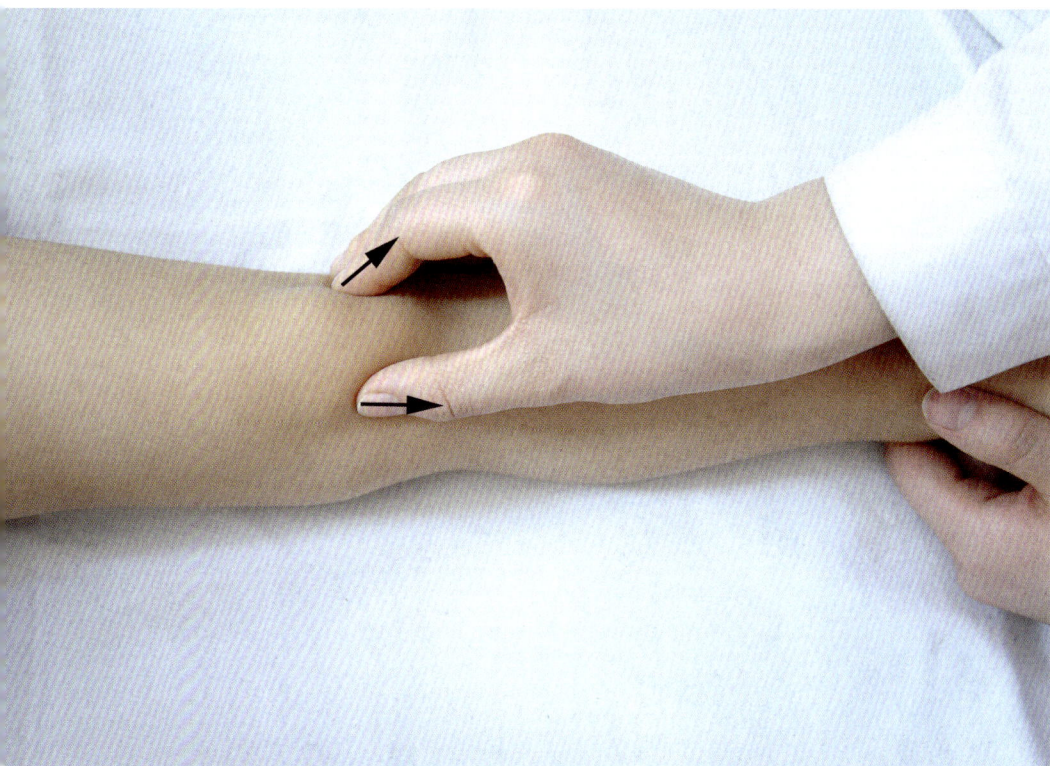

图 124　膝眼

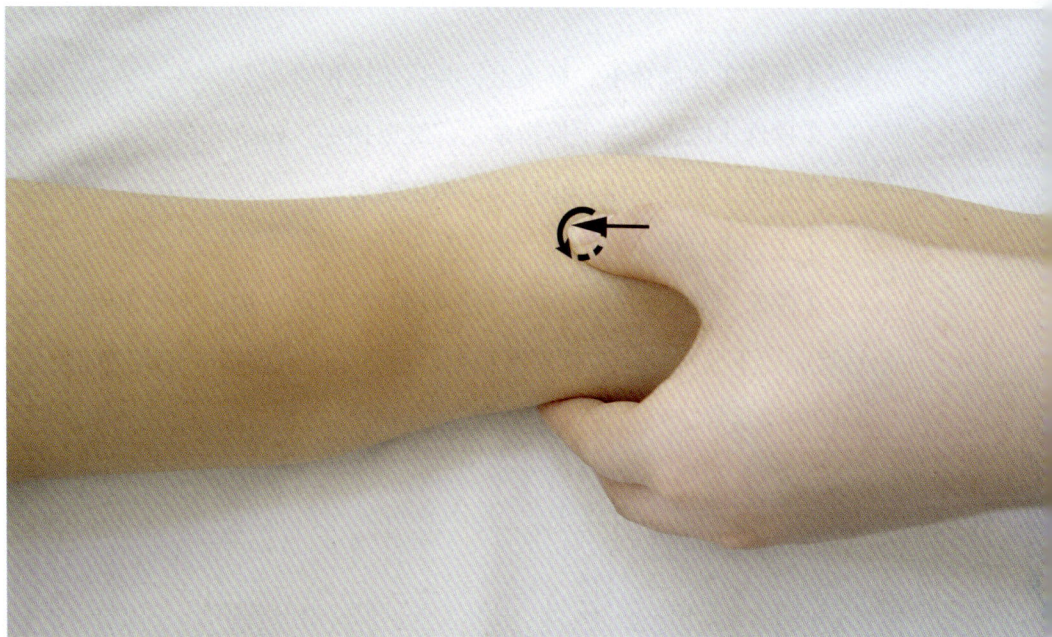

图 125　足三里

3. 足三里

【部位】在膝盖外则凹陷，下行 3 寸，骨外廉，大筋内。

【操作】医者以拇指掐而揉之。如图 125。

【功效】健脾和胃，调中理气。

【主治】胃病，心腹胀满，呕吐，噎膈，泄泻，痢疾，便秘，胃中积滞，肠鸣，腹痛，惊风，喘促，水肿，癫狂，腰痛，疝气，下肢痿软无力。

【临床应用】孙重三先生一般先用掐法，继以按揉足三里，以健脾和胃，调中理气，多用于消化道疾患。治疗呕吐常配合推天柱骨、横纹推向板门等。脾虚泻可与补大肠、推上七节骨合用。

4. 前承山

【部位】在膝盖下，解溪上，与后承山相对。

【操作】医者以右手拇指拿之，继以揉之。如图 126。

【功效】通经活络，止抽搐，纠正畸形。

【主治】急惊风，抽搐，角弓反张。

【临床应用】常与拿委中、揉承山、按百虫、掐解溪等合用治疗角弓反张、下肢抽搐。与揉解溪相配，治疗小儿麻痹症、肌肉萎缩无力、马蹄内翻足等。凡急惊风者，宜先拿精宁、威灵二穴，然后再拿此穴。

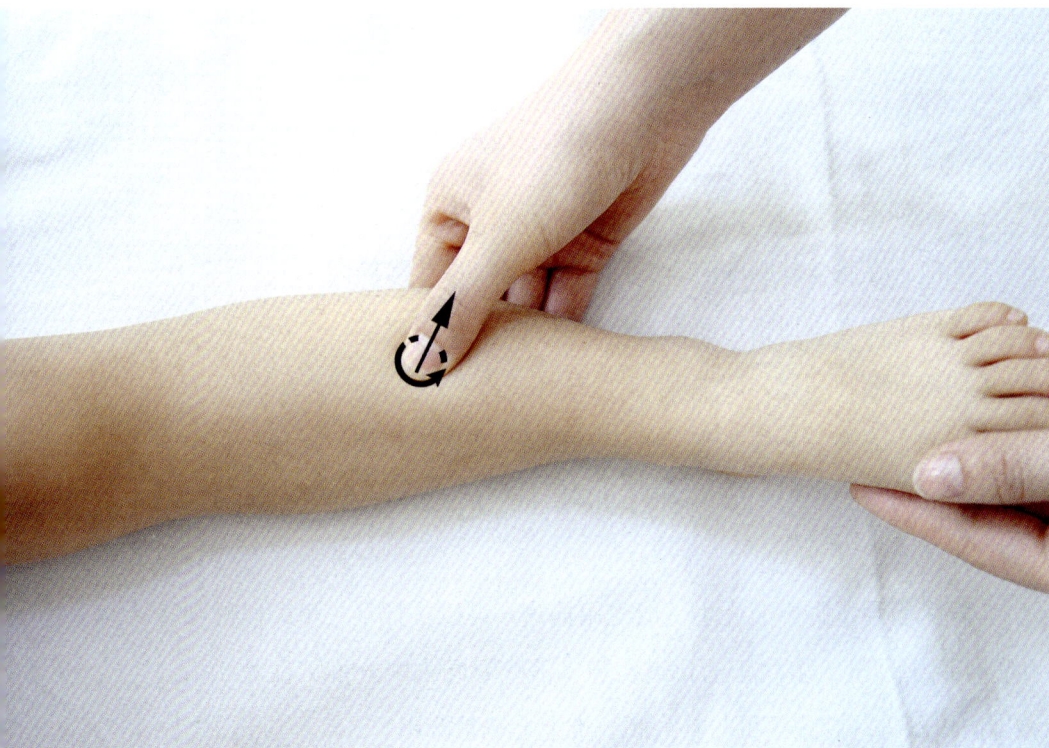

图 126　前承山

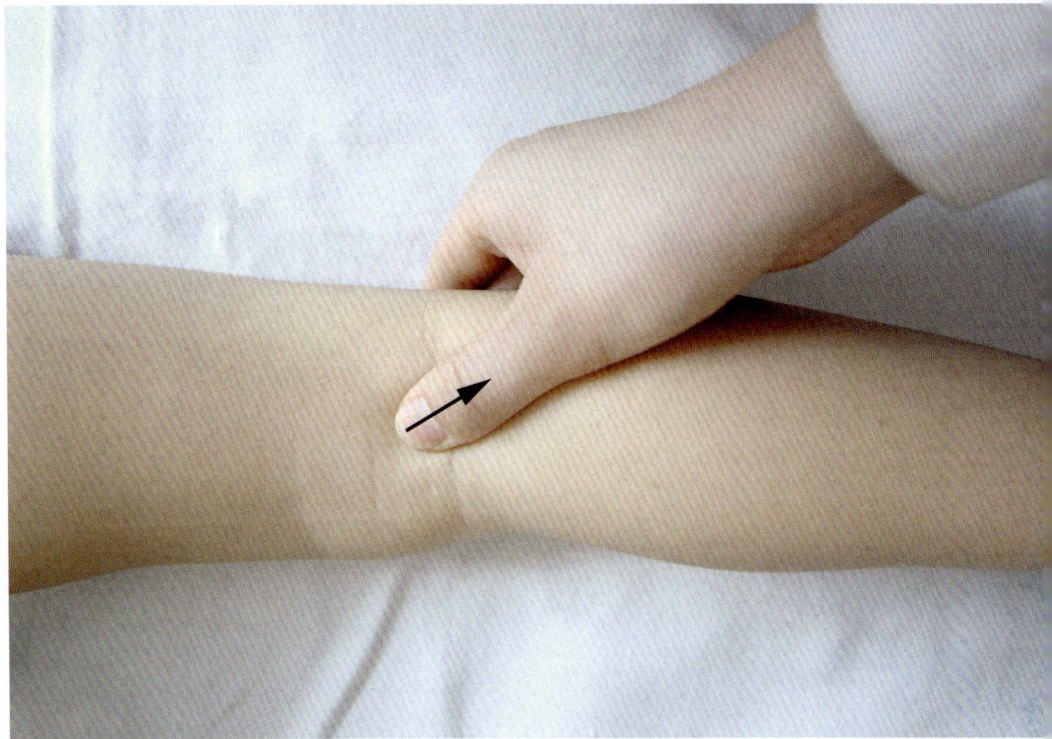

图 127　委中

5. 委中

【部位】在腘窝横纹中间陷中。

【操作】医者以右手拇指重拿之。如图 127。

【功效】活血通经，息风止痉，止痛。

【主治】惊风，腹痛，吐泻，腰痛，小儿麻痹症，腘筋挛急，热病。

【临床应用】本穴用拿法能止抽搐，可配合揉膝眼、阳陵泉、承山等治疗下肢痿软无力、疼痛等。用捏挤法至局部瘀斑，可治疗中暑痧症等。

6. 后承山

【部位】在腿肚人字纹处，与前承山相对。

【操作】医者以右手拇指拿之，继以揉之。如图128。

【功效】止抽搐，通经络。

【主治】惊风，抽搐，腿痛转筋，气急痰喘，大便秘结。重拿之则能发汗。

【临床应用】与拿委中配合治疗惊风抽搐、下肢痿软、腿痛转筋。临床上小儿大便秘结时，可下推承山；腹泻者可上推承山。

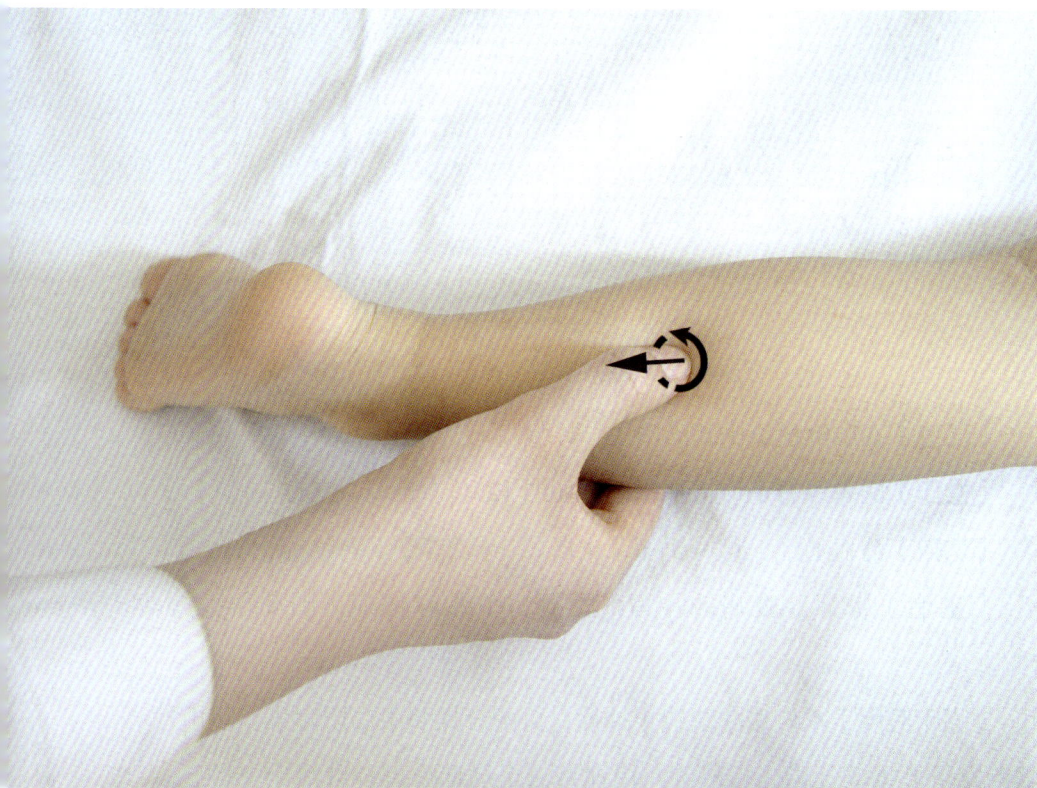

图 128　后承山

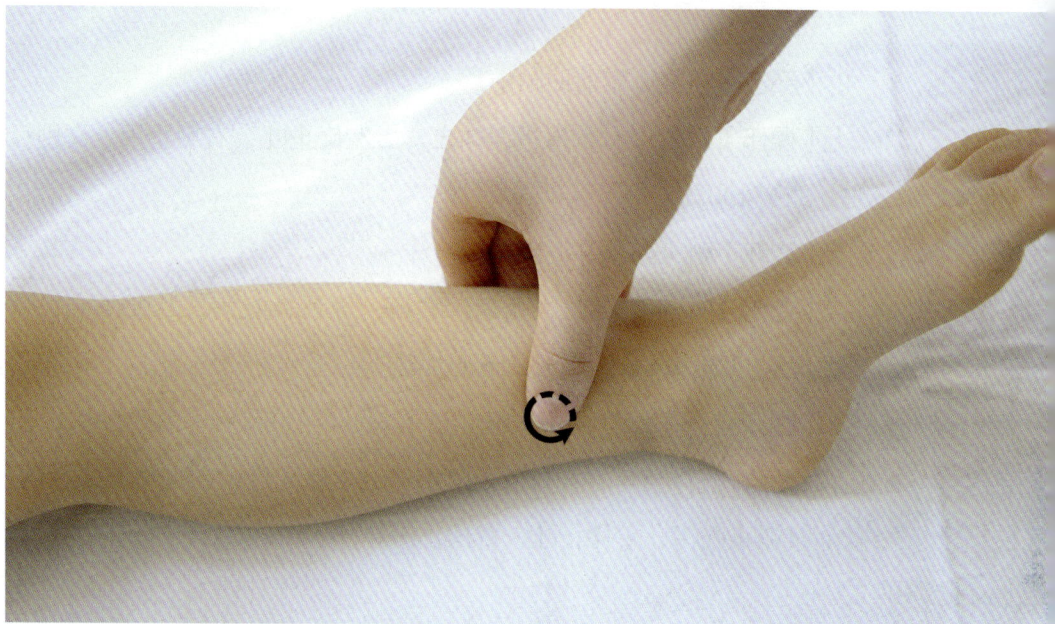

图 129　三阴交

7. 三阴交

【部位】在足内踝上 3 寸。

【操作】医者先以右手拇指由此穴或上、或下推之，推 20 ～ 30 次，然后运之，运 50 ～ 100 次。自上往下推往外运为泻；自下往上推往里运为补。如图 129。

【功效】通血脉，活经络，疏下焦，利湿热，通调水道，健脾胃，助运化。

【主治】急慢惊风，脘腹胀满，肠鸣腹泻，足痿，痹痛，遗尿，癃闭，疝气，不寐。

【临床应用】主治泌尿系统疾病，如遗尿、癃闭、小便短赤不利等，多与推箕门、清小肠、揉丹田等合用。治疗下肢痹痛等，可与揉足三里、按揉承山穴等合用。

8. 涌泉

【部位】在足心微前凹陷中。

【操作】医者以右手拇指面揉之，男左旋止吐，右旋止泻，女则反之。如图 130。

【功效】引火归原，退虚热。

【主治】头痛，目眩，咽痛，喉痹，惊风，吐泻，二便不利，癫证，足心热痛，风疹，咳嗽，五心烦热。

【临床应用】治疗阴虚火旺、五心烦热、夜啼等，可配伍揉二马、运内劳宫、补肾经等。若与清天河水、退六腑配合，亦可用于实热证。揉涌泉能止吐泻，左揉止吐，右揉止泻。

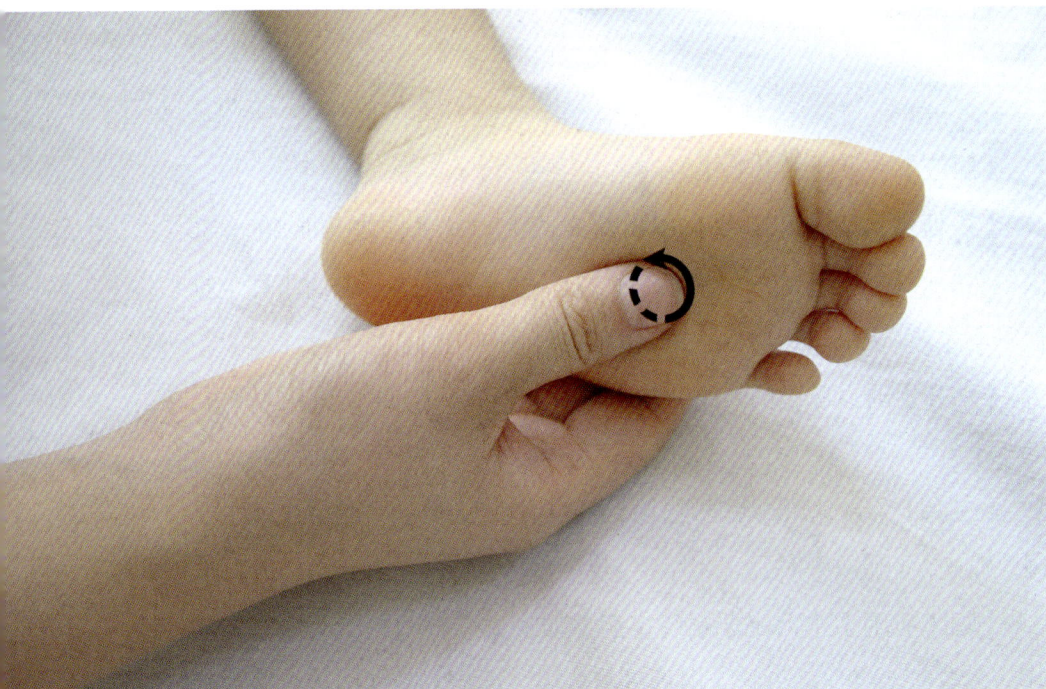

图 130　涌泉

9. 箕门

【部位】在膝关节内侧正中上至腹股沟部。

【手法】令儿仰卧，将腿伸直，医者位于患儿身旁，右手食、中二指并拢，自膝关节内侧向上推至腹股沟 500 ～ 600 次。如图 131。

【功效】健脾渗湿，利小便。

【主治】小便不利，尿闭，水泻等。

【临床应用】孙重三先生治疗水泻、小便少黄赤，多用推箕门穴，并认为本穴有利小便实大便之用。若治尿潴留，可用推箕门加按关元穴，可先推箕门 300 ～ 500 次，再按关元，即可排尿。治疗心经有热的小便赤涩不利，多与清小肠合用。治疗水泻无尿，自膝向上推，有利小便实大便的作用。

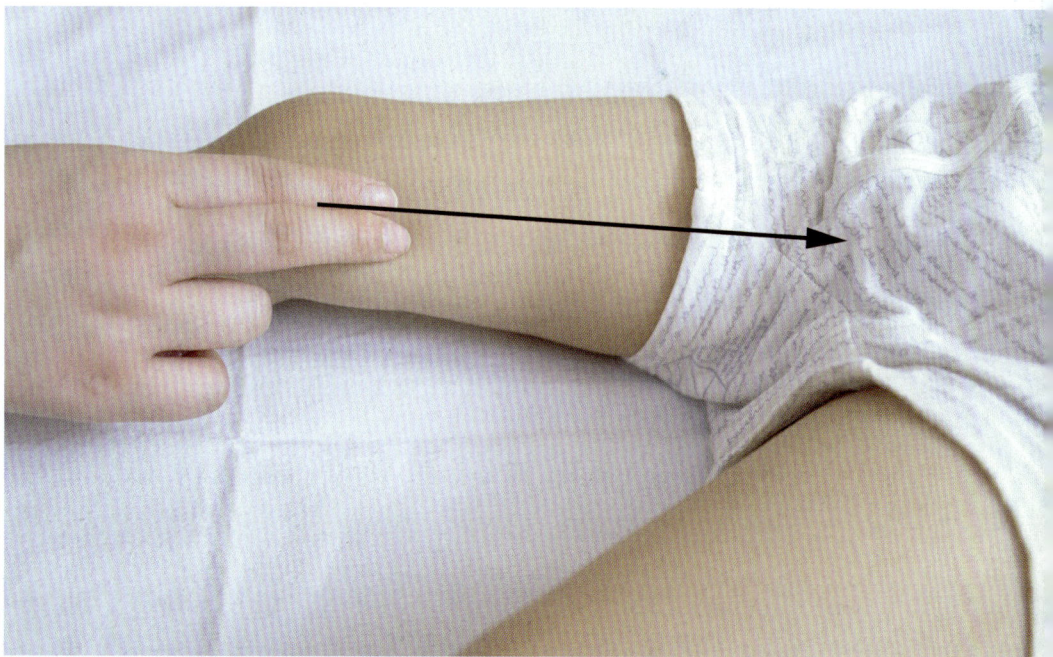

图 131　箕门

第五章

孙重三流派常见病推拿处方

1. 感冒

主方：清肺经，平肝经，四大手法，揉风门、肺俞。

随证加减：

风寒型：推三关，揉一窝风，掐揉二扇门，黄蜂入洞。

风热型：揉大椎、曲池。

暑湿型：清小肠，清天河水。

夹痰型：揉掌小横纹，揉肝俞、脾俞。

夹滞型：清胃经，揉脾俞、胃俞。

夹惊型：捣小天心，掐五指节，猿猴摘果。

2. 发热

主方：清肺经，平肝经，清天河水，水底捞明月，推脊。

随证加减：

外感发热：分手阴阳，四大手法，揉风门、肺俞，拿风池，肩井。

内伤发热：分手阴阳，清胃经，退六腑。

3. 咳嗽

主方：清肺经，顺运内八卦，推揉膻中，揉风门、肺俞，分推肩胛骨。

随证加减：

风寒咳嗽：揉外劳宫，推三关，拿肩井。

风热咳嗽：清肝经，清天河水，揉中府、云门，拿风池。

痰热咳嗽：清胃经，清天河水，退六腑，分推胸八道，揉中府、云门。

痰湿咳嗽：补脾经，揉掌小横纹，飞经走气，揉乳根、乳旁、定喘。

阴虚咳嗽：补肾经，揉二马，揉中府、云门，按弦走搓摩。

4. 哮喘

主方：清肺经，推揉膻中，分推肩胛骨，揉风门、肺俞。

随证加减：

寒喘：分手阴阳，推三关，逆运内八卦，揉掌小横纹、定喘、膏肓。

热喘：分手阴阳，退六腑，清天河水，清大肠经，揉厥阴俞、定喘、膏肓，凤凰展翅。

缓解期：揉外劳宫，推三关，揉厥阴俞、定喘、膏肓、脾俞、胃俞、肾俞、命门、足三里。

5. 肺炎喘嗽（支气管肺炎）

主方：运八卦，清肺经，清天河水，揉中府、云门、肺俞、风门、定喘、膏肓，推揉膻中，分推肩胛骨。

随证加减：

外邪闭肺：清肝经，按弦走搓摩，拿风池，拿揉肺经。

痰热闭肺：清板门，清大肠，退六腑，水底捞明月，推脊。

正虚邪恋：补脾经，补肾经，揉二马，揉乳根、乳旁，按弦走搓摩，揉肾俞、脾俞、胃俞。

6. 鼻窒（鼻炎）

主方：四大手法，揉上星、印堂、鼻通、迎香，拿风池，弹拨天柱骨，揉肺俞、风门，拿按肩井。

随证加减：

肺经风热：清肺经，清胃经，清天河水，退六腑，揉大椎。

正虚邪恋：清肺经，清胃经，补脾经，揉外劳宫，揉脾俞，揉足三里。

禀赋不足：清肺经，补脾经，补肾经，推三关，揉脾俞。

7. 腺样体肥大

主方：清肺经，四大手法，揉鼻通、迎香、风池，五指拿头顶部经脉，三指拿后枕部经脉，弹拨天柱骨，扫散耳周，揉肺俞。

随证加减：

肺胃热盛：清胃经，清天河水，退六腑，揉大椎、曲池。

肺脾气虚：补脾经，揉外劳宫、足三里、脾俞，捏脊，按肩井。

8. 乳蛾（扁桃体炎）

主方：清肺经，清肝经，清天河水，掐揉少商，推下天柱骨。

随证加减：

风热外袭：揉列缺、曲池、大椎、风门、肺俞、拿风池。

胃火炽盛：清胃经，退六腑，水底捞明月，掐揉四横纹，重揉脾俞、胃俞、大肠俞，挤捏大椎。

肺肾阴虚：分手阴阳（重分阴池），补肾经，揉二马，推涌泉，揉肾俞。

9. 疱疹性咽峡炎

主方：清肺经，清肝经，清天河水，揉风门、肺俞、大椎。

随证加减：

风热外感：四大手法，掐揉少商，推下天柱骨。

湿热内蕴：清胃经，清小肠，清大肠，退六腑，掐揉少商、商阳，按弦走搓摩，推下七节骨。

10. 痄腮（流行性腮腺炎）

主方：清肺经，清肝经，推下天柱骨，拿风池。

随证加减：

风热外感：四大手法，清板门，清天河水，清胃经，揉风门、肺俞。

热毒壅滞：退六腑，水底捞明月，推脊。

11. 奶麻（幼儿急疹）

主方：清肺经，清肝经，清天河水，拿风池，拿肩井，揉大椎。

随证加减：

邪犯肺卫：清胃经，推下天柱骨，四大手法，揉风门、肺俞。

热毒入营：清心经，水底捞明月，揉心俞、厥阴俞、肝俞，推脊。

12. 手足口病

主方：清肺经，清天河水，清肝经，清胃经，清小肠。

随证加减：

邪犯肺卫：清板门，清大肠，掐揉少商，揉列缺、曲池、风门、肺俞。

湿热郁蒸：清板门，清大肠，退六腑，水底捞明月，掐心经。

13. 泄泻

主方：分手阴阳，清大肠，清肝经，顺运内八卦，摩腹，揉脐，揉脾俞、胃俞、足三里。

随证加减：

寒湿泻：推三关，揉外劳宫，推箕门。

湿热泻：清小肠，退六腑，推下七节骨，苍龙摆尾。

伤食泻：揉板门，清胃经，分腹阴阳。

脾虚泻：推三关，补脾经，揉龟尾，推上七节骨。

14. 呕吐

主方：顺运内八卦，横纹推向板门，推下天柱骨，揉脾俞、胃俞、足三里。

随证加减：

胃寒吐：补脾经，揉外劳宫，推三关，摩中脘。

胃热吐：清胃经，清小肠，清大肠，退六腑。

伤食吐：清胃经，掐揉四横纹，摩中脘。

惊恐吐：捣小天心，掐心经，猿猴摘果。

15. 厌食

主方：分手阴阳，揉板门，补脾经，掐揉四横纹，摩中脘，分腹阴阳，揉心俞、脾俞、胃俞、足三里。

随证加减：

脾胃气虚：运内八卦，补肾经，揉肝俞、肾俞，捏脊。

胃阴虚：清胃经，补肾经，揉二马，揉肾俞、厥阴俞。

16. 积滞

主方：清胃经，清小肠，清大肠，掐揉四横纹，揉中脘，分腹阴阳，按弦走搓摩。

随证加减：

乳食不节：运内八卦，按揉心俞、脾俞、胃俞，推下七节骨。

脾胃气虚：补脾经，摩腹，揉气海、脾俞、胃俞，捏脊，揉足三里。

17. 疳证

主方：分手阴阳，补脾经，揉板门，掐揉四横纹，摩腹，揉肝俞、脾俞、胃俞、肾俞、足三里，捏脊。

随证加减：

疳气证：推三关，摇斗肘，分腹阴阳，按弦走搓摩，揉厥阴俞。

疳积证：运内八卦，清肝经，掐心经，摩中脘，揉心俞。

疳干证：补肾经，揉二马，按弦走搓摩，揉关元、三阴交、涌泉。

18. 腹痛

主方：分手阴阳，天门入虎口，拿合谷，摩腹，揉脐，拿肚角，揉足三里。

随证加减：

寒凝腹痛：揉外劳宫，掐揉一窝风，推三关，补脾经。

食积腹痛：清板门，揉中脘，分腹阴阳，按弦走搓摩。

虫积腹痛：按揉肝俞、胆俞或背部压痛点，揉一窝风。

19. 便秘

主方：分手阴阳，清大肠，掐揉膊阳池，分腹阴阳，按弦走搓摩，四步摩腹，拿肚角，揉小肠俞、大肠俞，推下七节骨。

随证加减：

实秘：退六腑，清胃经，清脾经。

虚秘：补脾经，补肾经，揉二马、天枢、肺俞、心俞、脾俞、肾俞、足三里。

20. 肠胀气

主方：分腹阴阳，顺摩腹，按弦走搓摩，摇斗肘，揉肝俞、胆俞、脾俞、胃俞。

随证加减：

食积证：清胃经，清小肠，清大肠，摩中脘，推下七节骨。

脾虚证：补脾经，清肝经，补肾经，揉气海、关元、足三里。

21. 痢疾

主方：运内八卦，分手阴阳，侧推大肠，推脾经，揉脐及龟尾。

随证加减：

湿热痢：清胃经，清小肠，退六腑，赤凤点头，拿肚角，推下七节骨。

寒湿痢：清胃经，揉外劳宫，推三关，摩腹，推上七节骨，揉足三里。

久痢：补肾水，推三关，摩腹，推上七节骨，揉三阴交、涌泉、足三里。

22. 口腔溃疡

主方：清胃经，清小肠，清心经，清天河水。

随证加减：

胃火炽盛：清大肠，退六腑，推脊，推下七节骨。

虚火上炎：补脾经，补肾经，揉二马，揉涌泉。

23. 鹅口疮

主方：清补脾经，清板门，清小肠，揉脾俞、肾俞。

随证加减：

心脾积热：清心经，清胃经，退六腑，顺摩腹，揉心俞、胃俞。

虚火上炎：补肾经，揉二马，揉肾纹，水底捞明月，揉三焦俞、涌泉。

24. 滞颐（流涎）

主方：分手阴阳，按弦走搓摩，顺摩腹，揉脾俞、胃俞，揉足三里、三阴交。

随证加减：

阳虚水泛：推三关，补脾经，补肾经，掐揉四横纹，揉外劳宫，揉肾俞。

心火上炎：清胃经，退六腑，清天河水，清小肠，清心经，掐揉小天心。

25. 龋齿牙痛

主方：

前三齿上牙痛：揉太阳、迎香、人中、内庭。

前三齿下牙痛：揉承浆、太溪。

后五齿上牙痛：揉下关、行间、太冲、颧突凹陷处。

后五齿下牙痛：揉地仓、大迎，揉颊车及下颌角与耳垂连线的中点。

随证加减：

胃火炽盛：清胃经，清天河水，清小肠，退六腑，揉合谷、牙痛点（位于掌面第 3、4 掌骨距掌横纹 1 寸处）。

肾虚火旺：补肾经，揉二马、牙痛点，清小肠，揉肾俞、三阴交、涌泉。

26. 耳漏（中耳炎）

主方：四大手法，揉耳门、听宫、听会，扫散耳周。

随证加减：

风邪滞窍：清肝经，清肺经，清天河水，揉风池、风府、肺俞、风门。

痰湿聚耳：推三关，清小肠，补脾经，补肾经，按弦走搓摩，揉肺俞、肝俞、脾俞、足三里。

气血瘀阻：清大肠，揉心俞、膈俞、肝俞、脾俞、肾俞、血海。

27. 近视

主方：四大手法，揉睛明、攒竹、天应、丝竹空、太阳、四白、翳风、风池、眼周阿是穴，捏脊，拿肩井、合谷。

随证加减：

心血不足：分推胸八道，推揉膻中，揉极泉、神门、心俞、脾俞、三阴交。

肝肾精亏：揉脾俞、肝俞、肾俞、命门、足三里、涌泉。

28. 麦粒肿

主方：清心经，清肝经，四大手法，揉攒竹、睛明、阳白、鱼腰、承泣、丝竹空、瞳子髎。

随证加减：

风热初起：清肺经，拿肩井、风池，揉列缺、肺俞、风门、肝俞。

热邪炽盛：清胃经，清大肠，清天河水，退六腑，揉合谷，推脊。

气阴两虚：补脾经，补肾经，揉脾俞、肾俞、足三里、涌泉。

29. 结膜炎

主方：清肝经，运八卦，开天门，推坎宫，揉鱼腰，捏挤太阳，拿风池，揉合谷。

随证加减：

风热上扰：清肺经，清心经，清天河水，清小肠，揉太冲。

肝肾阴亏：补肾经，揉二马，水底捞明月，揉肝俞、脾俞、肾俞、涌泉。

30. 面神经麻痹

主方：

眼睛周围：开天门，推坎宫，揉太阳，揉承泣，揉四白，揉阳白，抹眼眶。

鼻周围：揉迎香，揉鼻通，在鼻两旁直擦。

口周围：揉人中，揉承浆，揉颊车，揉地仓，在口周围打圈。

耳周围：揉翳风，揉下关，拿风池。

其他相关部位：揉合谷，轻拍面颊及额部。

随证加减：

风邪袭络：分手阴阳，揉一窝风，清肺经，清肝经，清天河水，拿列缺，擦揉风府、肺俞、风门。

痰瘀阻络：清胃经，清补脾经，揉板门，揉心俞、膈俞、肝俞、脾俞，擦两侧膀胱经。

31. 缺铁性贫血

主方：补脾经，补肾经，运八卦，揉板门，揉脾俞、胃俞、肾俞、足三里，捏脊。

随证加减：

脾虚肝郁：揉肝俞，揉四缝，按弦走搓摩，顺摩腹。

心脾两虚：揉心俞、膈俞、血海、阴陵泉。

32. 夜啼

主方：分手阴阳，掐揉五指节、小天心，摩囟门，猿猴摘果，分腹阴阳，抚脊。

随证加减：

脾寒证：推三关，补脾经，揉外劳宫，揉一窝风，摩腹，揉中脘、肝俞、脾俞、肾俞。

心热证：清心经，清肝经，清补脾经，清胃经，清大肠，清小肠，揉心俞。

33. 汗证

主方：分手阴阳，分腹阴阳，揉肺俞、心俞、脾俞，按肩井。

随证加减：

肺气不固：补肺经，补脾经，推三关，摩气海、关元。

里热蒸迫：清天河水，退六腑，清胃经，清大肠，推脊。

阴虚火旺：补肾经，揉二马，水底捞明月，揉肾俞、涌泉。

34. 佝偻病

主方：分手阴阳，推三关，补脾经，揉脾俞、肾俞、足三里，捏脊。

随证加减：

脾胃气虚：揉小天心，揉肾顶，摩中脘、气海、章门、关元。

肾精亏损：补肾经，揉二马，摩丹田，摩八髎、绝骨、三阴交。

35. 生长发育迟缓

主方：补脾经，补肾经，增高穴（握拳，小指尖对应点下方5分和1寸5分处），捏脊，揉脾俞、肾俞，揉足三里。

随证加减：

脾虚失运：分手阴阳，推三关，揉板门，平肝经，摩中脘。

心肝火旺：清肝经，清小肠，清大肠，按弦走搓摩，揉心俞、肝俞、厥阴俞。

肾精不足：揉二马、关元、八髎、阳陵泉、绝骨、三阴交。

36. 解颅

主方：摩囟门，揉四神聪，揉肝俞、脾俞、肾俞，擦督脉，抚脊，擦命门、八髎。

随证加减：

肾精亏损：补脾经，补肾经，揉二马，揉小天心，揉肾顶。

阳虚水泛：推三关，补脾经，补肾经，掐揉四横纹，清小肠，揉外劳宫。

37. 抽动症

主方：分手阴阳，清肝经，掐揉四横纹，四大手法，揉风池、风府、翳风、天容、扶突、天突。

随证加减：

肝阳化风：清天河水，凤凰展翅，捣小天心，揉厥阴俞、肝俞、胆俞。

痰火上扰：清胃经，清小肠，揉心俞、胃俞、足三里。

阴虚风动：补肾经，清天河水，揉肾俞、太溪、涌泉。

脾虚肝郁：补脾经，补肾经，按弦走搓摩，摩腹、气海、关元，揉脾俞、足三里、太冲。

38. 单纯性肥胖

主方：运八卦，揉板门，分腹阳阳，按弦走搓摩，四步摩腹，揉肝俞、胆俞、脾俞、胃俞、大肠俞。

随证加减：

食积蕴热：清胃经，清大肠，清天河水，退六腑，揉中脘。

脾虚湿阻：补脾经，清小肠，揉关元、章门、丰隆、太白、阴陵泉。

39. 遗尿

主方：分手阴阳，揉肾俞、关元，摩百会，擦八髎。

随证加减：

肾气不足：补肾经，补脾经，揉二人上马，顺运内八卦，揉气海、三阴交。

肺脾气虚：补肺经，补脾经，揉肺俞、脾俞、足三里、三阴交，按肩井。

膀胱湿热：清小肠，清心经，清肝经，清大肠，推箕门。

40. 新生儿黄疸

主方：分手阴阳，清肝经，清小肠，补脾经，补肾经，分腹阴阳，按弦走搓摩，顺摩腹，揉脾俞、肝俞、肾俞。

随证加减：

湿热型：清大肠，退六腑，清肺经，清天河水，推下天柱骨。

寒湿型：揉外劳宫，推三关，飞经走气，运内八卦。

瘀滞型：揉膈俞、心俞，摩巨阙、建里、阑门、气海、关元、阳陵泉。

41. 湿疹

主方：清肺经，清肝经，掐揉四横纹，补脾经，补肾经，揉肺俞、肝俞、脾俞、肾俞。

随证加减：

湿热浸淫：运八卦，清小肠，清胃经，清大肠，摩腹，揉三焦俞。

血虚风燥：清天河水，揉二马，揉心俞、膈俞、血海、三阴交。

42. 注意力缺陷多动症

主方：清肝经，补脾经，补肾经，揉二马，捣小天心。

随证加减：

心脾气虚：揉神门，揉内关，摩腹，揉脾俞、心俞、足三里。

肾虚肝旺：揉神门，揉内关，揉关元，揉气海，揉命门，擦八髎。

痰火扰心：清心经，清天河水，揉肝俞、心俞、肾俞，捏脊。

43. 小儿脑瘫

主方：

头面部：四大手法，揉百会、四神聪，五指拿头顶部经脉，三指拿后枕部经脉，扫散耳周。

躯干部：揉脾俞、胃俞、肾俞，捏脊重提脾俞、肾俞。

四肢部：运内八卦，分手阴阳，捻十指，揉小天心，摇肘肘，揉足三里。

随证加减：

肾精不足：补脾经，补肾经，揉板门，揉二马，摩中脘，揉关元、气海、命门。

气血两虚：揉板门，摩中脘，按揉关元、气海、心俞、命门。

气滞血瘀：掐八风、八邪、十王、四横纹、五指节，揉风池、风府、哑门、心俞、膈俞、肝俞。

44. 落枕

（1）患儿坐位，医者左手抚儿前额，右手拇指与其余四指相对用力拿揉患侧胸锁乳突肌及患侧颈项及肩背部，同时配合做头部前屈、后伸及左右旋转运动。

（2）姿势同上，医者拿捏颈肩及肩臂部肌肉，使之放松。以拇指端或屈拇指的指间关节桡侧缘点按风池、风府、肩井、天宗等穴位，力量以患儿能耐受为度。

（3）做颈部摇法，使颈项做轻缓的旋转，摇动数次后，在项部微向前屈位时，迅速向患侧加大旋转幅度做扳法，手法要稳而快速，旋转幅度要在患儿耐受限度内。

（4）最后在患部用擦法至局部透热。

45. 小儿肌性斜颈

（1）患儿坐位，医者以一手固定患侧肩部，另一手向健侧推患侧头部，使头部尽量靠近肩部，在生理范围内反复牵拉3～5遍。

（2）医者再用双手托起患儿下颌和枕部，以颈椎为轴心缓缓拔伸并旋转，反复操作3～5遍，牵拉及旋转角度以患儿耐受为度。

46. 臂丛神经损伤

（1）患儿取坐位，医者以拇指自大椎循肩井、天宗、肩贞、肩髃等部位行按揉法，往返操作 5 分钟，拿肩井 3 ～ 5 次。

（2）按揉肩髃、臂臑、曲池、手三里、外关、合谷等，上下往返 5 分钟。

（3）用食指、中指、无名指摩中府、云门，并转向极泉处，往返 1 ～ 2 分钟。

（4）医者左手拇、食指固定患儿肩、肘、腕关节近端，右手做适当的屈、伸、摇被动运动各 5 ～ 10 次。

（5）医者两手掌夹住患肢从上至下轻轻搓揉 2 ～ 3 遍，用拇指、食指揉捻患肢五指 2 ～ 3 遍。

47. 小儿桡骨头半脱位

前夹型（前臂呈旋前位）：医者一手掌心托患儿肘鹰嘴，拇指轻压桡骨小头处，余指从患肘内侧握过，另手持患腕，将旋前位的前臂依次做内收屈曲、外展旋后、伸直、屈曲、伸直的连续动作；与此同时，前手拇指顺势沿桡骨小头环状关节面，由前向后推动，可于旋后时感到解脱嵌夹的移动或听到咯吱声响。

后夹型（前臂呈旋后位）：医者一手掌心托患肘鹰嘴，拇指轻压桡骨小头处，余指从患肘内侧握过，另手持患腕，将旋后位的患肘依次做内收屈曲、外展旋前、伸直、屈曲、伸直的连续动作；与此同时，拇指顺势沿桡骨小头环状关节面，由后向前推动，可于旋前时感到解脱嵌夹的移动或听到咯吱声响。

48. 踝关节扭伤

（1）患者取坐位或仰卧位，医者用大鱼际揉外踝及局部肿胀处 3 ～ 5 分钟。

（2）医者一手托住足跟，一手握住足弓，缓缓做踝关节的背伸、跖屈，以及内翻、外翻、摇转的动作。

（3）医者左手固定患足前端，右手拇、食二指捏住小趾第一节，轻轻牵引，并向左、右、上、下摇动 8 ～ 12 次。

（4）医者用拇、食二指沿足纵轴来回揉捏数遍，中指点按商丘、解溪、丘墟、昆仑、太溪、绝骨、承山、阳陵泉。

49. 髋关节扭伤

（1）患儿仰卧，医者站在患侧，用一手虎口按压患侧腹股沟处，另一手握住小腿下端，将伤肢拉直环转 5 ～ 10 次。

（2）体位同上，医者将患处踝部握住，在拔伸牵引下，将伤侧髋关节尽量屈曲，用力向下按压，另一手拇指顶住坐骨结节的后下方，用力向上推按，同时缓缓将伤肢伸直。

（3）医者用食、中、无名三指指面摩患侧腹股沟 2 ～ 3 分钟。

（4）患儿健侧卧位，医者用拇指按揉居髎、环跳、风市、阳陵泉、阿是穴各 1 分钟。

（5）医者用双手掌面置患腿内外侧，自上而下做相对搓动 5 遍结束治疗。

50. 脊柱侧凸（弯）

（1）患儿俯卧，医者立于一侧。在脊柱两侧膀胱经用滚法放松两侧肌肉。

（2）按揉凸侧肌肉，使其肌力增强，弹拨凹侧挛缩的肌肉，使其松解，最终两侧肌力趋于平衡。

（3）对侧弯段脊柱进行对抗性斜扳，使侧弯脊柱得到矫正。

（4）横擦肾俞、命门，纵向擦督脉、膀胱经等部位，使局部透热。